Reva Sharma
Neetika Singh
Kamaljeet Kaur

Agenesia dentária

Reva Sharma
Neetika Singh
Kamaljeet Kaur

Agenesia dentária

ScienciaScripts

Imprint

Any brand names and product names mentioned in this book are subject to trademark, brand or patent protection and are trademarks or registered trademarks of their respective holders. The use of brand names, product names, common names, trade names, product descriptions etc. even without a particular marking in this work is in no way to be construed to mean that such names may be regarded as unrestricted in respect of trademark and brand protection legislation and could thus be used by anyone.

Cover image: www.ingimage.com

This book is a translation from the original published under ISBN 978-620-7-65343-0.

Publisher:
Sciencia Scripts
is a trademark of
Dodo Books Indian Ocean Ltd. and OmniScriptum S.R.L publishing group

120 High Road, East Finchley, London, N2 9ED, United Kingdom
Str. Armeneasca 28/1, office 1, Chisinau MD-2012, Republic of Moldova, Europe
Printed at: see last page
ISBN: 978-620-7-75796-1

ÍNDICE

RECONHECIMENTO

Obrigado são duas pequenas palavras que provavelmente nunca conseguirão transmitir completamente o sentimento de gratidão e de respeito que sinto por cada uma das pessoas maravilhosas que me ajudaram a escrever esta dissertação sobre a biblioteca.

Agradeço a Deus Todo-Poderoso por me ter dado coragem para me aventurar neste projeto. Sem as suas bênçãos, não poderia ter concluído esta dissertação. Gostaria de dedicar esta dissertação aos meus adoráveis pais, a **Sra. Asha Sharma** e o **Sr. Ashwani Sharma**, que fizeram inúmeros sacrifícios em meu nome, e estou-lhes eternamente grato por tudo o que fizeram por mim. Estou igualmente grato à minha cunhada, **Sra. Deeksha Sharma,** e ao meu irmão, **Sr. Parth Sharma,** pelo seu apoio.

Uma dívida especial de gratidão para com a minha digna professora e mentora e minha orientadora, **a Dra. Neetika Singh,** (Prof. e Chefe) do Departamento de Odontopediatria e Odontologia Preventiva, Faculdade de Medicina Dentária de Bhojia, Bhud Baddi, por ter emprestado a sua orientação contínua, com zelo missionário e escrutínio minucioso desde o início até ao culminar deste projeto. É para mim um privilégio orgulhoso ter trabalhado sob o seu patrocínio, cuja supervisão perpétua me deu a capacidade de realizar esta dissertação. Obrigado, minha senhora, por me ter orientado e por ter mostrado um grande interesse pela dissertação, o que me ajudou a dar forma ao manuscrito final.

A minha mais profunda gratidão à **Dra. Kamaljeet Kaur** (leitora), do Departamento de Medicina Dentária Pediátrica e Preventiva, da Faculdade de Medicina Dentária de Bhojia, Bhud Baddi, por me ter encorajado e apoiado de várias formas, pelo seu incentivo, apoio e orientação em todas as alturas em que precisei, sem os quais os meus esforços teriam sido inúteis. Agradeço à senhora a sua inesgotável paciência e orientação, que me prestou ao longo deste projeto. A sua ajuda, as suas sugestões estimulantes e o seu encorajamento ajudaram-me a escrever esta dissertação.

Tenho uma profunda dívida de gratidão para com o **Dr. Sanchit Kapoor** (Leitor), Departamento de Medicina Dentária Pediátrica e Preventiva, Faculdade de Medicina Dentária de Bhojia, Bhud Baddi, pela sua ajuda e preocupação durante todo o trabalho da minha dissertação. Agradeço-lhe a sua paciência inesgotável e a orientação que me deu ao longo deste projeto. A sua ajuda, sugestões estimulantes e encorajamento ajudaram-me a escrever esta dissertação.

Estou, de facto, muito grato ao meu respeitado diretor, **Dr. Tarun Kalra** MDS, do Departamento de Dentisteria Protética, pelo seu constante encorajamento e por me ter concedido as facilidades necessárias para levar a cabo a presente complicação.

Gostaria de agradecer especialmente ao nosso Presidente, **Sr. Vikram Bhojia**, por ter disponibilizado instalações de biblioteca na própria faculdade que me ajudaram a recolher o material necessário.

Gostaria de exprimir a minha gratidão aos meus superiores, **Dr. Mrinal Sharma** e **Dr. Prabhdeep Singh Boparai**, que me deram um apoio incondicional e leal e uma ajuda atempada em várias fases da dissertação.

Tenho uma dívida especial de gratidão para com a minha colega **Dra. Enna Singla** pelo seu apoio, ajuda e assistência incondicional que prestou, com um semblante alegre, durante toda a complicação deste trabalho.

Gostaria também de agradecer aos meus colegas **Dr. Yamini Soonie** e **Dr. Rohit Wani** pelo seu imenso apoio em várias fases da realização desta dissertação.

Estou imensamente grato à bibliotecária, **Sra. Shakti Sharma**, pela sua calorosa cooperação do início ao fim desta dissertação.

A minha enorme dívida de gratidão é devida a todos os meus amigos e simpatizantes. Obrigado, sei que estiveram e estarão presentes quando for necessário

Dr. Reva Sharma

CAPÍTULO-1
INTRODUÇÃO

Os dentes desenvolvem-se através de um processo altamente complexo que é mediado por interacções entre o ectomesênquima da crista neural. A sinalização ocorre entre o epitélio oral e o mesênquima subjacente. O desenvolvimento do dente ocorre em etapas: - Iniciação, Proliferação, Histodiferenciação, Morfogénese e aposição[1] .

1. **Iniciação**: Esta fase marca o início do desenvolvimento do dente, ocorrendo tipicamente durante o desenvolvimento embrionário por volta da sexta semana de gestação em humanos. Durante a iniciação, dois tecidos cruciais interagem: o epitélio oral e o mesênquima subjacente. O epitélio oral dá origem à lâmina dentária, uma faixa de células epiteliais ao longo da futura linha da gengiva. As células mesenquimais subjacentes induzem a proliferação de regiões específicas da lâmina dentária, formando os botões dentários. Esses brotos representam as estruturas iniciais a partir das quais os dentes se desenvolverão.

2. **Proliferação**: Após a formação dos botões dentários, a fase de proliferação envolve a rápida divisão celular e o crescimento dos tecidos dentários. O epitélio dentário e o mesênquima sofrem uma extensa proliferação, resultando no aumento e na formação do botão dentário. Esta fase é crucial para estabelecer a estrutura básica do dente e lançar as bases para as fases subsequentes do desenvolvimento.

3. **Histodiferenciação**: A histodiferenciação refere-se ao processo pelo qual as células se diferenciam em tipos celulares especializados com funções distintas. No desenvolvimento do dente, a histodiferenciação ocorre à medida que o broto dentário progride através de vários estágios, como os estágios de capa e sino. Durante a histodiferenciação, as células do epitélio dentário e do mesênquima se diferenciam em tipos celulares específicos que formarão diferentes componentes do dente, incluindo esmalte, dentina, cemento, polpa e tecidos de suporte. Por exemplo, as células do órgão do esmalte diferenciam-se em ameloblastos (que produzem o esmalte) e odontoblastos (que produzem a dentina)[2] .

4. **Morfogénese**: A morfogénese envolve a formação e organização dos tecidos para formar a estrutura tridimensional do dente. Este processo inclui interacções complexas entre os tecidos epiteliais e mesenquimais, bem como a diferenciação e migração de vários tipos de células. A morfogénese determina a forma e a estrutura geral do dente, incluindo a coroa, a raiz e os tecidos circundantes. As moléculas sinalizadoras e os factores genéticos

desempenham um papel crucial na orquestração dos eventos morfogenéticos durante o desenvolvimento do dente[3] .

5. **Exposição**: A fase de aposição envolve a deposição de tecidos mineralizados, como o esmalte, a dentina e o cemento, sobre as estruturas dentárias pré-existentes. Durante esta fase, os ameloblastos secretam a matriz de esmalte, os odontoblastos secretam a matriz de dentina e os cementoblastos secretam a matriz de cemento. Essas matrizes sofrem mineralização, resultando nos tecidos duros do dente. O estágio de aposição continua até que o dente atinja sua forma e função finais[4] . A Figura 1 mostra os vários estágios do desenvolvimento do dente[4] .

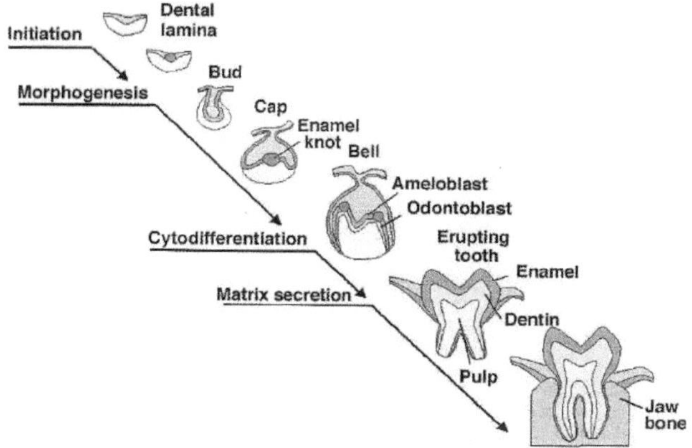

Figura 1: Fases do desenvolvimento dentário

Os ameloblastos são células que produzem o esmalte e são altamente sensíveis. São derivadas do ectoderma e passam por várias transformações ao longo do ciclo de vida. A função dos ameloblastos depende de uma série de variáveis, incluindo o ambiente extracelular e intracelular, as interacções entre as células mesenquimatosas e epiteliais e a regulação genética[5] .

Durante o processo normal de odontogénese, se ocorrer algum distúrbio ou alteração no epitélio e no mesênquima, resultará numa anomalia. A quantidade, forma, cor, estrutura, textura, erupção, esfoliação e posição das anomalias dentárias do desenvolvimento são utilizadas para as categorizar[6] . A Tabela 1 descreve as anomalias no desenvolvimento dentário durante as fases fisiológicas do desenvolvimento do dente.

Anomalias durante o processo de iniciação do desenvolvimento dentário podem levar a várias anomalias dentárias congénitas. Estas anomalias podem surgir devido a mutações genéticas, factores ambientais ou perturbações nas vias de sinalização envolvidas na interação entre o epitélio oral e o mesênquima subjacente[7] . Aqui estão algumas anormalidades que podem ocorrer durante o processo de iniciação:

1. **Hipodontia**: A hipodontia refere-se à ausência de desenvolvimento de um ou mais dentes, normalmente excluindo os terceiros molares (dentes do siso). Ocorre quando os botões dentários são formados, mas não se desenvolvem completamente. A hipodontia pode afetar os dentes primários (de leite) ou os dentes permanentes e conduz frequentemente a uma má oclusão e a problemas estéticos.

2. **Dentes supranumerários**: Os dentes supranumerários, também conhecidos como hiperdontia, são dentes extra que excedem a fórmula dentária normal. Eles podem ocorrer como resultado da proliferação excessiva ou divisão dos brotos dentários durante a fase de iniciação. Os dentes supranumerários podem ser isolados ou ocorrer em múltiplos, o que pode levar a sobrelotação, má oclusão e outras complicações dentárias.

3. **Fusão**: A fusão é uma anomalia de desenvolvimento em que dois botões dentários adjacentes se fundem durante o processo de iniciação, resultando na formação de um único dente maior. Esta condição pode levar a uma forma irregular do dente, alteração da erupção dentária e suscetibilidade a cáries dentárias e doença periodontal.

4. **Geminação**: A geminação é uma anomalia dentária caracterizada pela divisão incompleta de um único botão dentário, levando à formação de um dente com uma coroa bífida. Esta condição resulta num dente com um tamanho de coroa maior do que o normal e pode estar associada a apinhamento e má oclusão.

5. **Dilaceração**: A dilaceração refere-se a uma angulação ou curvatura anormal da raiz ou da coroa de um dente. Pode ocorrer durante o processo de iniciação, se houver uma rutura na orientação normal do broto dentário ou se o broto dentário for submetido a forças externas ou trauma[8] .

Durante a fase de proliferação do desenvolvimento dentário, que se segue à fase de iniciação, podem ocorrer anomalias devido a perturbações na rápida divisão celular e no crescimento dos tecidos dentários. Seguem-se algumas anomalias que podem ocorrer durante a fase de proliferação:

1. **Atraso na formação do broto dentário**: Uma anormalidade potencial é um atraso ou interrupção na formação de brotos dentários. Este atraso pode levar à ausência de dentes específicos na dentição. Por exemplo, se os botões dentários não se formarem ou tiverem um atraso significativo no seu desenvolvimento, isso pode resultar na ausência de um ou mais dentes, levando à agenesia dentária.

2. **Proliferação reduzida de brotos dentários**: Outra anomalia é a redução da proliferação dos botões dentários durante a fase de proliferação. Se os botões dentários não conseguirem proliferar corretamente ou tiverem um crescimento incompleto, pode resultar em dentes mais pequenos ou subdesenvolvidos. Em casos graves, esta redução na proliferação dos botões dentários pode levar à ausência total de dentes.

3. **Morfologia anormal do botão dentário**: Anormalidades na morfologia do botão dentário também podem ocorrer durante a fase de proliferação. Essas anormalidades podem incluir irregularidades na forma, tamanho ou orientação dos botões dentários. Por exemplo, se os botões dentários não se desenvolvem em formas adequadas ou exibem padrões de crescimento anormais, isso pode resultar em dentes malformados ou desalinhados, contribuindo para anomalias dentárias como microdontia (dentes pequenos) ou macrodontia (dentes grandes).

4. **Proliferação excessiva de brotos dentários**: Em casos raros, as anomalias podem envolver a proliferação excessiva de botões dentários, levando a dentes supranumerários. Os dentes supranumerários são dentes extra que excedem a fórmula dentária normal e podem ocorrer devido à divisão ou duplicação dos botões dentários durante o desenvolvimento. Estes dentes adicionais podem causar apinhamento, má oclusão e outros problemas dentários.

5. **Distúrbios nas vias de sinalização**: Anomalias nas vias de sinalização que regulam o desenvolvimento dos dentes podem perturbar o equilíbrio entre a proliferação e a diferenciação dos tecidos dentários. Por exemplo, mutações em genes envolvidos nessas vias de sinalização, como as vias WNT e BMP, podem

levar a distúrbios na proliferação de botões dentários e resultar em agenesia dentária ou outras anomalias de desenvolvimento[9] .

Durante a histodiferenciação, podem ocorrer anomalias devido a perturbações na diferenciação das células epiteliais e mesenquimatosas dentárias em tipos de células especializadas. Estas anomalias podem resultar de mutações genéticas, factores ambientais ou perturbações nas vias de sinalização que regulam a diferenciação celular. Seguem-se algumas anomalias que podem ocorrer durante a fase de histodiferenciação:

1. **A amelogénese imperfeita** é uma doença genética caracterizada por anomalias na formação do esmalte. Pode resultar de mutações em genes envolvidos na diferenciação e função dos ameloblastos durante a fase de histodiferenciação. Como resultado, os indivíduos afectados podem ter esmalte fino, esmalte com buracos ou sulcos, ou esmalte que é descolorido ou propenso a desgaste e fratura.

2. **A dentinogénese imperfeita** é uma doença genética caracterizada por anomalias na formação da dentina. Pode ocorrer durante a fase de histodiferenciação devido a mutações em genes envolvidos na dentinogénese, como o DSPP (dentin sialophosphoprotein). Estas mutações podem perturbar a diferenciação e a função dos odontoblastos, levando à formação de dentina defeituosa que é fraca, descolorida e propensa a fracturas.

3. **Taurodontismo**: É uma anomalia dentária caracterizada pelo alongamento da câmara pulpar e encurtamento das raízes. Pode ocorrer durante a fase de histodiferenciação devido a perturbações na morfogénese da raiz do dente e da câmara pulpar. O taurodontismo pode estar associado a síndromes genéticas, como a síndrome de Klinefelter ou o hipoparatiroidismo, ou pode ocorrer como uma caraterística isolada[10] .

As anomalias durante a fase de morfodiferenciação do desenvolvimento dentário podem levar a vários defeitos estruturais que afectam a forma, o tamanho e a disposição dos tecidos dentários. Seguem-se algumas anomalias que podem ocorrer durante esta fase:

1. **A microdontia e a macrodontia** representam desvios do tamanho típico dos dentes. A microdontia envolve o desenvolvimento de dentes mais pequenos do que a média, enquanto a macrodontia envolve dentes maiores do que o normal. Estas condições podem resultar de uma combinação de factores genéticos, influências

ambientais ou perturbações do desenvolvimento que afectam o crescimento e o desenvolvimento dos tecidos dentários.

2. **Os incisivos laterais em forma** de pino são caracterizados pela sua forma invulgarmente afilada ou em forma de pino. Esta anomalia ocorre tipicamente quando há interrupções no processo de morfodiferenciação, levando à formação de incisivos laterais que são mais pequenos e deformados em comparação com o normal. Os incisivos laterais em forma de pino podem ocorrer isoladamente ou estar associados a outras anomalias do desenvolvimento, como a microdontia.

3. **O dens in dente**, também conhecido como dens invaginatus, ocorre quando o esmalte e a dentina se dobram para dentro da coroa do dente durante o desenvolvimento. Esta dobra para dentro pode criar uma invaginação profunda na estrutura do dente, levando potencialmente à formação de formas dentárias complexas. Os dentes in dente podem aumentar a suscetibilidade do dente afetado a problemas dentários, como cáries ou infecções da polpa.

4. **A geminação** é uma anomalia de desenvolvimento em que um único germe dentário se divide de forma incompleta, mas permanece ligado, resultando num dente maior com uma coroa bífida. Esta anomalia pode dar origem a dentes que parecem fundidos ou que têm duas coroas distintas que partilham uma única raiz. A geminação pode ocorrer em dentes decíduos ou permanentes e pode levar a desafios no tratamento dentário e na manutenção[11].

Durante a fase de aposição do desenvolvimento dentário, que envolve a deposição e mineralização dos tecidos dentários, podem ocorrer anomalias que afectam a estrutura e a integridade do dente. Seguem-se algumas anomalias comuns que podem surgir durante esta fase:

1. **A hipoplasia do esmalte** é uma condição caracterizada pela formação incompleta ou deficiente do esmalte, resultando num esmalte fino ou com buracos. Esta anomalia pode ocorrer durante a fase de aposição devido a perturbações na secreção ou mineralização da matriz do esmalte pelos ameloblastos. Factores como deficiências nutricionais, infecções, traumatismos ou certos medicamentos podem interferir com a formação do esmalte e levar à hipoplasia do esmalte.

2. **A concrescência** é uma anomalia dentária que ocorre durante a fase de aposição do
desenvolvimento dentário. Ela envolve a fusão ou união de dois dentes adjacentes
através do cemento somente após a formação completa da raiz[1] .

Tabela:1 Anomalias no desenvolvimento dentário durante as fases fisiológicas do desenvolvimento dentário

Anomalia na iniciação	
Anomalia na iniciação	• Hipodontia • Hiperdontia • Fusão • Geminação • Dilaceração
Anomalia na proliferação	• Atraso na formação dos botões dentários • Redução da formação de botões dentários • Formação anormal de botões dentários • Formação excessiva de botões dentários • Perturbações nas vias de sinalização
Anomalia na Histodiferenciação	• Amelogénese imperfeita • Dentinogénese imperfeita • Taurodontismo
Anomalia na morfodiferenciação	• Microdontia • Macrodontia • Peg Lateral • Dens em Dente • Geminação
Anomalia na aposição	• Hipoplasia do esmalte • Concorrência

CAPÍTULO 2
DEFINIÇÃO E CLASSIFICAÇÃO

A agenesia dentária (AT) é definida como uma deficiência de desenvolvimento de um ou mais dentes decíduos ou permanentes, exceto o terceiro molar[12] . A AT é o termo mais frequentemente utilizado para descrever o fenómeno da falta de dentes congénitos. É uma aberração dentária algo frequente que pode causar desde a falha completa do desenvolvimento da dentição até à falta de um único dente[13] .

A agenesia dentária é classificada como

I. De acordo com o número de dentes congénitos em falta

- Hipodontia
- Oligodontia
- Anodontia

II. Com base nos sintomas associados

- Agenesia dentária sindrómica
- Agenesia dentária não sindrómica

Hipodontia: é a ausência de seis ou menos de seis dentes permanentes (excluindo os terceiros molares). Está normalmente associada a outras anomalias orais, como fenda labial e/ou palatina, redução do tamanho e da forma dos dentes e dos processos alveolares, anomalia da raiz curta, apinhamento e/ou mau posicionamento de outros dentes, atraso na formação e/ou atraso na erupção de outros dentes, impactação, anomalias do esmalte, aumento do espaço livre, diastema falso, sobremordida profunda, taurodontismo, transposição do canino superior/primeiro pré-molar, hipoplasia do esmalte e crescimento craniofacial alterado. Resulta de uma combinação de mutações genéticas que afectam genes do desenvolvimento dentário como MSX1, PAX9, AXIN2 e WNT10A, juntamente com factores ambientais como o tabagismo materno, infecções, deficiências nutricionais ou certos medicamentos durante períodos críticos do desenvolvimento embrionário dos dentes[14] . (Figura-2)

Oligodontia: É a ausência de mais de seis dentes permanentes (excluindo os terceiros molares). Pode resultar de interacções complexas entre mutações genéticas que afectam os genes do desenvolvimento dentário e factores ambientais durante períodos críticos do desenvolvimento embrionário dos dentes[14] (Figura-3)

Anodontia: A ausência de todos os dentes (tanto na dentição decídua como na permanente) resulta de graves perturbações nas vias genéticas e moleculares que regem o desenvolvimento dos dentes, envolvendo frequentemente mutações em genes críticos essenciais para a iniciação, proliferação e diferenciação dos dentes[14] . (Figura-4)

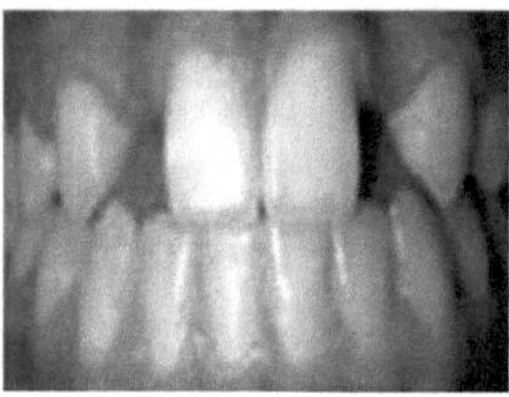
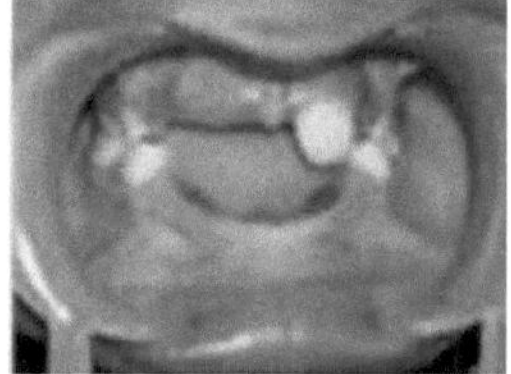
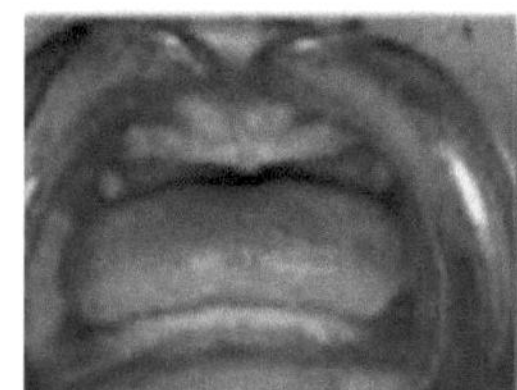

Figura 2: Hipodontia   **Figura 3:** Oligodontia   **Figura 4:** Anodontia

Agenesia dentária sindrómica: Ocorre em conjunto com uma síndrome genética ou distúrbio de desenvolvimento reconhecido. Nestes casos, a agenesia dentária é apenas um componente de uma síndrome mais ampla caracterizada por várias anomalias físicas, de desenvolvimento ou sistémicas. A agenesia dentária sindrómica pode envolver a ausência de um ou vários dentes e pode estar associada a condições como a displasia ectodérmica, síndrome de down, fissura orofacial, síndromes digitais orofaciais como a síndrome de Pierre-Robin, síndrome de Var de Woude, síndrome de Apert, síndrome de Moebius, síndrome de Ellis-van Creveld, síndrome de Wikop dentes e unhas, síndrome de Soto e síndrome de Wolf-Hinterhorn[15] .

A agenesia dentária não-sindrómica é mais comum do que a forma sindrómica. Nesta forma de agenesia dentária, o doente apresenta uma falta congénita de dentes, sendo este o único sintoma aparente[10] . A agenesia dentária não-sindrómica, em que a falta de dentes ocorre sem síndromes associadas, é causada principalmente por factores genéticos. Mutações em genes específicos envolvidos no desenvolvimento dos dentes, como MSX1, PAX9, AXIN2 e WNT10A, são frequentemente responsáveis. Os factores ambientais durante a gravidez, como o tabagismo materno ou certos medicamentos, também podem desempenhar um papel importante[16] .

CAPÍTULO-3
ETIOLOGIA

A agenesia dentária (AT) tem uma etiologia complexa que envolve variáveis genéticas, epigenéticas e ambientais[17] . Várias teorias também têm sido propostas para explicar a etiologia da AT. A AT pode manifestar-se de forma independente (não sindrómica) ou em conjunto com outras doenças (sindrómica)[18] .

A etiologia da AT pode ser explicada da seguinte forma

1. Teorias etiológicas
2. Factores ambientais
3. Factores genéticos

1. Teorias etiológicas da agenesia dentária:- São elas

a) Teoria de Butler
b) Teoria de Clayton
c) Modelo de interacções compensatórias do tamanho do dente
d) Modelo multifatorial de anomalias dentárias do número e tamanho dos dentes
e) Modelo anatómico
f) Modelo de campos de desenvolvimento neural
g) Teoria da evolução

Teoria de Butler (1939): Esta teoria tentou explicar porque é que certos dentes têm mais probabilidades do que outros de não se desenvolverem. Essa teoria afirma que os incisivos, caninos e pré-molares/molares são os três campos morfológicos que compõem a dentição dos mamíferos. Pensa-se que um dente "chave" é estável dentro de cada campo, enquanto os dentes circundantes no campo perdem gradualmente a estabilidade. O primeiro molar seria o dente importante no campo molar/premolar se cada quadrante fosse considerado independentemente. Nesse esquema, o primeiro e o segundo pré-molares estão posicionados na extremidade mesial do campo, enquanto o terceiro e o segundo molares estão na extremidade distal. De acordo com a teoria de Butler, espera-se que o primeiro pré-molar e o terceiro molar apresentem a maior variação em tamanho e forma. Para os primeiros pré-molares, a epidemiologia clínica não apoia esta perspetiva; no entanto, apoia-a para os terceiros molares. Mesmo que alguns primatas superiores, incluindo os humanos, tenham perdido a capacidade de perceber a estabilidade, os animais mais antigos ainda mantinham quatro pré-molares[19] .

Teoria de Clayton (1956): Numa tentativa de apoiar o argumento de Butler, Clayton propôs que os dentes ausentes mais prevalentes são órgãos vestigiais que não têm significado evolutivo para os humanos modernos. Depois de analisar 3557 pacientes, ele descobriu que os dentes mais posteriores de cada grupo de dentes - incisivos, pré-molares e molares - faltavam com mais frequência na amostra. De acordo com alguns especialistas, a dentição dos humanos no futuro incluirá apenas um canino, um incisivo, um pré-molar e dois molares em cada quadrante. Para apoiar esta afirmação, são necessárias provas que associem uma mudança mais favorável na saúde a uma diminuição do número de dentes. Em termos de evolução, esses dentes ausentes teriam sido os mais distantes do dente-chave[20] .

Modelo de Interações Compensatórias do Tamanho do Dente (1971) - De acordo com Sofaer et al. "um dente que se desenvolveu precocemente teria uma maior probabilidade de ser menor do que o normal, e vice-versa, se o seu dente adjacente que se desenvolveu mais tarde fosse maior do que o tamanho médio". Os autores propõem que a diminuição do tamanho do dente e a agenesia são o resultado de uma interação compensatória entre os germes dentários durante o desenvolvimento. Por exemplo, o início dos incisivos laterais, que se formam após os centrais, depende da disponibilidade de necessidades locais críticas. Os dentes do lado contralateral aumentam de tamanho em resposta à perda ou diminuição dos dentes de um lado[21] .

Modelo multifatorial de anomalias dentárias do número e tamanho dos dentes (1974) - Na sua teoria, Brook apresentou um modelo em que as variáveis ambientais também têm um impacto nas anomalias dentárias relacionadas com a quantidade e tamanho dos dentes, mas os factores hereditários são responsáveis pela maioria destes casos. A associação entre as várias anomalias dentárias é demonstrada pelas duas caudas deste modelo, que tem curvas separadas para rapazes e raparigas. Numa extremidade da curva estão a agenesia dentária e a microdontia, enquanto na outra estão os supranumerários e a macrodontia. Bailit (1975) concordou com Brook e propôs um modelo poligénico, sendo que ambos propuseram que a agenesia dentária é um exemplo de caraterística quase contínua. Ambos afirmam que o conceito deste modelo é apoiado pela expressão variável dos relatos de agenesia dentária, particularmente em gémeos monozigóticos[22] (Figura-5).

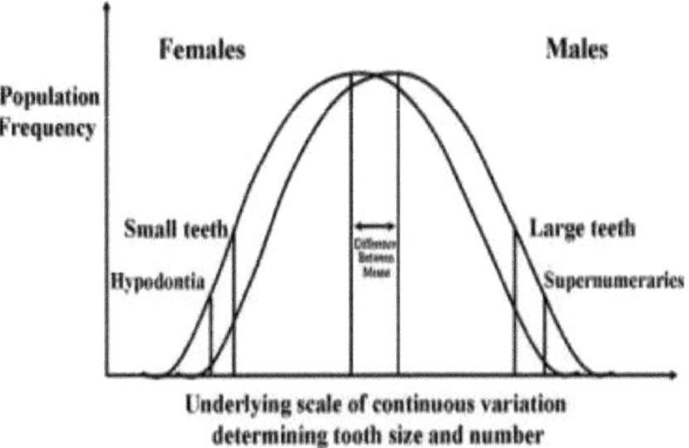

Figura 5: Modelo multifatorial com limiares sobrepostos que explica a relação entre tamanho do dente e dentes ausentes ou extras em homens e mulheres. A figura é baseada em uma apresentada originalmente por Brook

Modelo anatómico (1988) - A seletividade da agenesia dentária foi abordada por Svinhufvud et al. utilizando um modelo anatómico em oposição a um modelo evolutivo. Estes cientistas propuseram que algumas zonas de desenvolvimento dentário são mais vulneráveis à agenesia devido a efeitos epigenéticos. Por exemplo, a localização da união embrionária entre os processos nasais laterais maxilares e mediais é onde se encontra o incisivo lateral superior, o dente da maxila que mais frequentemente está ausente ou varia de tamanho. A região do segundo pré-molar da mandíbula é onde a agenesia de dentes permanentes ocorre com mais frequência. Corresponde à extremidade distal da lâmina dentária principal e é referida como uma localização "frágil" devido à sua suscetibilidade de agenesia. É interessante notar que a perda de segundos molares decíduos é incomum nesse local de agenesia mandibular, sugerindo que ela é restrita à dentição permanente. A região onde se formam os dois incisivos centrais inferiores é a terceira posição onde a agenesia dentária comumente ocorre. A linha média da futura mandíbula é formada pela união dos dois processos mandibulares. Essa área da linha média é provavelmente outra área frágil[17] .

Modelo dos campos de desenvolvimento neural (1997) - Neste conceito, a agenesia dentária e a função dos nervos periféricos são associadas por Kjaer. Ele sugeriu os

15

campos de desenvolvimento neural da maxila e da mandíbula como uma possível explicação para os locais associados à agenesia dentária. A sua teoria baseou-se no facto de que o local da agenesia dentária carece de inervação. A falha no desenvolvimento dentário é mais provável de ocorrer no campo incisivo, no campo canino/pré-molar e no campo molar, onde a inervação cessa .[23]

Teoria evolutiva: A teoria afirma que a diminuição do número de dentes é resultado de modificações evolutivas na dentição ou no complexo craniofacial. Dahlberg propôs, na década de 1940, que os dentes mesiais (incisivos, caninos, pré-molares e molares) eram um pouco mais estáveis do que os seus homólogos mais distais. Clayton acabou por propor que, quando os dentes evoluíram, os dentes mais distantes perderam a sua utilidade e tornaram-se desnecessários. Os Vastardis H. 2000 afirmam que, à medida que as pessoas evoluem, o tamanho da mandíbula e o número de dentes estão a diminuir[17] .

Os agentes ambientais que causam a AT são

1. **Factores ambientais:** As principais causas ambientais são a infeção, o trauma e a extração traumática dos dentes decíduos, a radioterapia para o cancro, a dioxina e outros. O estudo de **Holta P (2005)** revela uma correlação entre a radiação infantil, a quimioterapia e o transplante de células estaminais e deformidades dentárias como agenesia dentária, microdontia, atrasos no desenvolvimento, anomalias radiculares e problemas de calcificação, com a idade da criança a afetar a extensão e o número de dentes afectados[24] . A talidomida, tomada durante a gravidez, pode perturbar as principais vias de sinalização e os processos celulares envolvidos na formação e diferenciação dos botões dentários, levando à agenesia dentária. Esta perturbação afecta os processos normais de desenvolvimento fetal, afectando potencialmente a formação e circulação dos vasos sanguíneos. A infeção por rubéola durante a gravidez também pode levar à agenesia dentária através da embriopatia, em que o vírus atravessa a placenta e interfere com o desenvolvimento dos órgãos do bebé, incluindo os dentes. Isto interrompe a formação dos botões dentários, resultando na ausência de dentes[25] .

2. **Factores genéticos:** Os factores genéticos predominam sobre os factores ambientais na causa da AT. Isto é apoiado por **Gerits A (2006)** que estudos moleculares de agenesia dentária familiar autossómica dominante estão ligados a mutações em

genes que são expressos durante o desenvolvimento precoce dos dentes, incluindo ectodisplasina A (EDA), paired box 9 (PAX9), muscle segment homeobox 1 (MSX1), e axis inhibitor 2 (AXIN2). Defeitos em vários genes foram identificados pelo espetro de mutações da agenesia dentária humana[19] (Tabela 2).

Mutações em genes como o MSX1 e o PAX9, que codificam factores de transcrição, bem como o AXIN2, envolvido na sinalização Wnt, e o FGFR1, um recetor do fator de crescimento dos fibroblastos, estão associados a agenesia dentária familiar não sindrómica e esporádica em humanos. MSX1 e PAX9 são particularmente cruciais, pois facilitam a comunicação entre os tecidos dentários e são vitais para estabelecer a capacidade do mesênquima de formar dentes. Estas mutações interrompem o desenvolvimento normal dos dentes, sublinhando a intrincada regulação genética envolvida neste processo.

O MSX1 é um gene crucial envolvido no desenvolvimento dos vertebrados, que codifica um fator de transcrição caracterizado por uma sequência homeobox altamente conservada. Esta sequência codifica um homeodomínio de ligação ao ADN de 60 aminoácidos, que é essencial para a função da proteína na regulação da expressão genética. A MSX1 faz parte de uma família maior de factores de transcrição expressos em padrões sobrepostos em vários locais de interação de tecidos durante o desenvolvimento.

Até à data, os investigadores identificaram cinco mutações pontuais no gene MSX1. Duas dessas mutações resultam em substituições de aminoácidos na proteína: M61K e R196P. As outras três mutações levam à formação de códons de paragem prematuros, truncando a proteína prematuramente: S105X, Q187X e S202X.

Duas dessas mutações (M61K e S105X) ocorrem na região N-terminal antes do homeodomínio central, enquanto as três mutações restantes (Q187X, R196P e S202X) estão localizadas no próprio homeodomínio. Estas mutações podem perturbar a função normal do MSX1, afectando potencialmente a sua capacidade de regular adequadamente a expressão genética durante o desenvolvimento dos vertebrados. Tais perturbações podem conduzir a anomalias ou perturbações do desenvolvimento. Duas mutações de substituição na MSX1 têm efeitos distintos: M61K, fora do homeodomínio, perturba as interacções proteicas, enquanto R196P, dentro do homeodomínio, desestabiliza a proteína e prejudica a sua função. Entre as mutações de terminação prematura, S105X precede o homeodomínio, enquanto as outras duas ocorrem dentro dele. É interessante notar que a gravidade da hipodontia não está diretamente relacionada com o impacto das mutações missense na função da proteína MSX1.

A PAX9 é vital para o desenvolvimento embrionário, especialmente na regulação da expressão genética através da ligação a sequências de ADN potenciadoras. Mutações causadoras de doença na PAX9, predominantemente localizadas no seu domínio de caixa emparelhada, têm sido associadas a hipodontia. Ao contrário do MSX1, tanto as mutações missense como as mutações frame-shift no PAX9 contribuem para esta condição.

Entre as mutações identificadas, há sete mutações missense, uma mutação de terminação prematura (K114X) e três mutações frame-shift. Das mutações missense, seis causam substituições de resíduos, enquanto se acredita que uma impede a expressão de PAX9. Em particular, a mutação K114X leva à terminação prematura, truncando a proteína e afectando a sua funcionalidade.

Curiosamente, o impacto destas mutações varia em relação à dentição afetada. A maioria das mutações de frame-shift, deleção e terminação missense causam hipodontia em ambas as dentições primária e permanente. Em contraste, as mutações de substituição missense afectam principalmente a dentição permanente. Isto sugere que diferentes mutações no PAX9 podem ter efeitos distintos no desenvolvimento dentário, realçando a complexidade das correlações genótipo-fenótipo na hipodontia.

A AXIN2, também conhecida como proteína inibidora do eixo 2, está localizada nos cromossomas 17q23-q24 e tem sido associada à agenesia dentária, particularmente em famílias predispostas ao cancro colorrectal. Mutações como Arg656Stop e 1994-1995insG na AXIN2 conduzem a uma diminuição da função e representam provavelmente mutações de perda de função, que activam a via de sinalização Wnt. A seleção do AXIN2 como gene candidato para a agenesia dentária é apoiada pela sua posição na região cromossómica, pela sua associação com o cancro colorrectal e pelo seu papel como regulador da via de sinalização Wnt. A via de sinalização Wnt desempenha um papel crucial no desenvolvimento embrionário e apresenta uma expressão regionalmente restrita no desenvolvimento dos dentes.

No entanto, o modo de transmissão da hipodontia devido a defeitos na AXIN2 ainda não foi definitivamente comprovado. É interessante notar que os indivíduos com mutações sem sentido na AXIN2 apresentam um padrão misto de agenesia dentária, indicando a complexidade do envolvimento da AXIN2 no desenvolvimento dentário e sugerindo potenciais interacções com outros factores genéticos ou ambientais.

O LTBP3, ou proteína 3 de ligação ao fator de crescimento transformador beta latente, é um gene situado no braço longo do cromossoma 11. Desempenha um papel crucial na regulação da biodisponibilidade do fator de crescimento transformador beta (TGF-beta), uma molécula de sinalização envolvida em vários processos celulares, incluindo o crescimento e a diferenciação.

Num estudo que envolveu uma família paquistanesa com uma história de casamento consanguíneo, os investigadores descobriram que uma mutação no gene LTBP3 resulta numa forma autossómica recessiva de oligodontia familiar. A oligodontia é uma doença caracterizada pela ausência de múltiplos dentes. A mutação no LTBP3 provavelmente interrompe sua função normal, levando à desregulação das vias de sinalização do TGF-beta envolvidas no desenvolvimento dos dentes. Este facto realça a importância da LTBP3 na manutenção do desenvolvimento dentário adequado e sublinha a base genética da oligodontia em determinadas populações[25].

Tabela-2 Gene associado à agenesia dentária em humanos

Gene envolvido	Mutações de genes associados à agenesia	Defeito	Modo de transmissão
MSX1	M61K, S105X,	Hipodontia	Autossómica dominante
	Q187X, R196P &	Hipodontia	Autossómico recessivo
	S202X	Oligodontia	Autossómica dominante
PAX9	K114X, L21P,	Hipodontia molar	Autossómica dominante
	R26W, R28P, G51S,	Oligodontia	Autossómica dominante
	K91E, G73fsX316	Laterais em forma de cavilha	Autossómica dominante
AXIN2	Arg656Stop, 1994-1995insG	Agenesia de incisivos	Incerto
LTBP3	Y774X	Oligodontia	Autossómico recessivo
AED	Thr338Met	Hipodontia	X ligado recessivo

O desenvolvimento dos dentes é orquestrado por um processo de sinalização sequencial e recíproco entre dois tecidos adjacentes: o epitélio primitivo que reveste o estomodeu e as células mesenquimais originárias das células da crista neural craniana. Iniciado por volta dos dias embrionários 9-11, o desenvolvimento do dente é impulsionado por moléculas de sinalização como Fgfs, Bmps, Wnt e Shh, que são expressas principalmente no epitélio oral. Estas moléculas desempenham papéis cruciais na morfogénese e na citodiferenciação do dente.

Moléculas de sinalização específicas como MSX1, MSX2, DLX1, DLX2, BARX1 e PAX9 são responsáveis pela determinação da posição e forma dos dentes. A PAX9 e a MSX1, em particular, estão envolvidas na manutenção da expressão e sinalização da BMP4, sugerindo o seu papel na regulação das alterações do potencial odontogénico. A função anormal destas proteínas pode levar a várias anomalias dentárias, incluindo anomalias morfológicas, numéricas e estruturais. Dependendo da molécula e do momento de sua expressão no epitélio oral ou no mesênquima adjacente, os primórdios dentários podem estar ausentes ou o desenvolvimento dentário pode ser interrompido em diferentes estágios, como o estágio de broto ou o estágio de calota/sino.

Estudos em ratinhos mutantes mostraram que tanto Pax9 como Msx1 desempenham papéis essenciais e não redundantes na progressão do sinal para a fase de desenvolvimento do dente. Isso sugere que eles agem sinergicamente e são críticos para o avanço adequado do desenvolvimento do dente além do estágio de broto. A Tabela 3 descreve os factores proteicos de sinalização envolvidos no desenvolvimento do dente, sendo que a falha de um deles pode resultar em defeitos de padrão[26] .

Tabela- 3 Factores proteicos de sinalização envolvidos no desenvolvimento do dente, a falha de um deles pode resultar em defeitos de padrão.

Fase de desenvolvimento do dente	Factores proteicos envolvidos na sinalização do epitélio	Factores proteicos envolvidos na sinalização do mesênquima
Fase de iniciação ⇩ Palco Bud ⇩	Fgfs, Bmps, Shh, Pitx2 e Wnts	Pax9, Ptc, Msx1, Msx2, Bmp4, Lhx6, Lhx7, Lef1, Dlx1, Dlx2, Gli 1, Gli2, Gli3 e Barx1
	Bmp, Fgf, Wnts, Shh, Pdgf,	Pax9, Bmp, D1x1, D1x2,

Fase da tampa Palco do sino ⇩	p21, Msx2, Lef1 e Tgf-β Bmp, Fgf, Wnts, Shh, Pdgf, p21, Msx2, Lef1 e Tgf-β	Lhx6, Lhx7, Msx1, Lef1, Gli1, Gli2, Gli3, Barx1 e Fgfs Fgfs Pax9, Bmp, D1x1, D1x2, Lhx6, Lhx7, Msx1, Lef1, Gli1, Gli2, Gli3, Barx1, Bmp4, Msx1 e Fgfs

A agenesia dentária (AT) tende a ocorrer em famílias, sugerindo uma causa genética. A agenesia dentária (AT) pode ocorrer em associação com uma variedade de síndromes craniofaciais, mas também é encontrada como uma caraterística isolada (familiar ou esporádica). O fenótipo clínico dentário da agenesia dentária é variado em termos de gravidade e pode incluir várias anomalias dentárias, como atrasos no desenvolvimento, erupção ectópica, redução das dimensões e morfologia dos dentes, raízes encurtadas, taurodontia e hipoplasia do esmalte. A apresentação fenotípica da agenesia dentária depende do número de dentes em falta e da sua localização na arcada dentária. Existem quatro causas principais de fenótipos dentários, que são as seguintes:

- Multi-factores Vários factores a considerar são as anomalias nos cromossomas, os efeitos epigenéticos, as grandes alterações na excitação dos genes e os efeitos ambientais. São as principais causas do desenvolvimento dos dentes.

- As induções e os resultados do desenvolvimento dentário a vários níveis ocorrem em diferentes níveis de estudo: molecular, intracelular e extracelular.

- Multi-dimensões a As interacções entre moléculas e células, incluindo os seus resultados, são multidimensionais. A forma tridimensional de um dente, também chamada de estrutura espaço-temporal, nas fases de desenvolvimento é afetada em vários graus por genes específicos, resultando na estrutura individual do dente. Eles são controlados por sinalização e também por apoptose nos nós do esmalte. Uma perturbação substancial durante um período de tempo causará uma anomalia óbvia em vários dentes, dependendo da fase de desenvolvimento de cada botão dentário.

- A progressão num determinado período de tempo é outra parte importante do desenvolvimento normal e anormal dos dentes. Vários genes dão origem a várias fases do processo de diferenciação com genes ligados e desligados. O germe, que não se vai desenvolver mais, pode sofrer apoptose[27] .

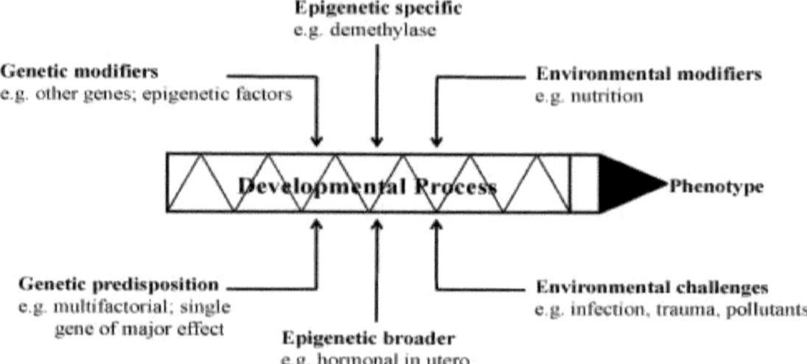

Figura-6 Diagrama de síntese para a etiologia das anomalias dentárias

CAPÍTULO-4
PREVALÊNCIA

A prevalência da agenesia dentária permite conhecer a frequência e a distribuição das anomalias de desenvolvimento na população. Ajuda a antecipar a sua ocorrência, a diagnosticar os indivíduos afectados e a planear o tratamento adequado, como a ortodontia ou as próteses. A compreensão da frequência e dos dentes mais comuns afectados permite um melhor planeamento do tratamento e dos cuidados a prestar aos indivíduos afectados[28] . Está dividida em duas categorias com base na população, no género e nos dentes mais frequentemente afectados.

1. Dentição primária: O estudo de Abdulgani Azzaldeen (2017) sobre agenesia dentária concluiu que a agenesia dentária na dentição decídua é relativamente incomum, com uma prevalência de menos de 1% na população em geral[27] . Por outro lado, Medina AC (2012) realizou um estudo epidemiológico para estudar a prevalência e o padrão de agenesia dentária entre pacientes ortodônticos. No seu estudo, concluiu um intervalo de prevalência ligeiramente mais alargado, com 0,2% a 0,9% de indivíduos com falta de dentição decídua[29] . Segundo Dagmara Klups (2022), realizou um estudo para estudar os genes da agenesia dentária e as doenças sindrómicas. Neste estudo, concluiu que a prevalência da dentição decídua varia entre 0,4% e 0,9% na população em geral[30] . Segundo Schonberger (2023), que realizou um estudo epidemiológico para estudar a agenesia de dentes permanentes e as anomalias dentárias associadas em crianças tratadas ortodonticamente, concluiu que os caucasianos demonstraram uma prevalência de dentição decídua inferior a 1%, enquanto a população japonesa relatou uma prevalência significativamente maior[31] . De acordo com Abdulgani A. (2017), foi realizado um estudo para estudar a agenesia dentária e os fatores etiológicos. No seu estudo, concluiu que o incisivo lateral inferior é comummente ausente, com uma prevalência de 2,4%[27]. Shirley Schonberger (2023) realizou um estudo epidemiológico para estudar a agenesia de dentes permanentes e anomalias dentárias associadas em crianças tratadas ortodonticamente, e concluiu que os incisivos laterais superiores são os mais frequentemente ausentes, seguidos pelos incisivos inferiores[31]. Meade MJ (2023) realizou um estudo para estudar a agenesia

dentária, diagnóstico, etiologia e gestão, e no seu estudo concluiu que o dente primário mais frequentemente afetado é o incisivo lateral superior[32] .

2. Dentição permanente: Giuseppina Lagana (2011) realizou um estudo epidermiológico para estudar a agenesia dentária e as características dento-esqueléticas entre pacientes ortodônticos. Em seu estudo, ele concluiu que a prevalência de agenesia de dentes permanentes varia de 0,15 a 16,2% (excluindo terceiros molares)[33] . De acordo com Abdulgani Azzaldeen (2017), foi realizado um estudo para estudar a agenesia dentária e os fatores etiológicos. No seu estudo concluiu que a prevalência da agenesia dentária na população geral varia entre 1,6% e 9,6% (excluindo os terceiros molares)[27] . Segundo Polder (2004), foi realizada uma meta-análise da prevalência de agenesia dentária em dentes permanentes. No seu estudo, concluiu que, na população em geral, a prevalência de agenesia dentária, excluindo os terceiros molares, varia entre 2,2% e 10,1%[34] . De acordo com Antonarakis GS. (2014), realizámos um estudo epidermiológico para estudar a prevalência e os padrões de agenesia de dentes permanentes em pacientes com sequência de Pierre Robin não sindrómica. Em seu estudo, ele concluiu que a faixa de prevalência de agenesia de dentes permanentes na população em geral é de 3,2% a 7,6% (excluindo terceiros molares)[35] . De acordo com Al-Ani AH (2017), ele realizou um estudo sobre hipodontia: uma atualização sobre sua etiologia, classificação e manejo clínico. No seu estudo, concluiu que a prevalência de agenesia dentária (excluindo os terceiros molares) varia entre 4,6% e 7,6% para as mulheres e entre 3,2% e 5,5% para os homens[36] . Segundo Giuseppina Lagana (2011), realizou um estudo epidermiológico para estudar a agenesia dentária e as características dento-esqueléticas entre pacientes ortodônticos. No seu estudo, concluiu que a prevalência é maior no sexo feminino do que no sexo masculino na dentição permanente (exceto terceiros molares)[33] . Gracco ALT (2017) realizou um estudo epidemiológico para estudar a prevalência de agenesia dentária em pacientes ortodônticos italianos. No seu estudo, concluiu que havia uma prevalência total de cerca de 8,91% para ambos os sexos combinados, com uma prevalência de 4,91% para o sexo feminino e 4,0% para o sexo masculino[37] .

De acordo com Antunes LAA (2019), foi realizado um estudo comparativo para avaliar a qualidade de vida relacionada à saúde bucal em adolescentes e adultos jovens com agenesia dentária. Em seu estudo, concluiu que a agenesia dentária é 1,37 vezes mais comum em mulheres do que em homens[38] . Lagana, G. (2011), realizou um estudo epidermiológico para estudar a agenesia dentária e as características dento-esqueléticas entre pacientes ortodônticos. No seu estudo, concluiu que o rácio de mulheres para homens é de 2:1 para os afro-americanos e de 3:2 para os caucasianos[33] . De acordo com Aren G. (2015), foi realizado um estudo epidemiológico para estudar a prevalência de anomalias dentárias na população turca. No seu estudo, concluiu que a prevalência de agenesia dentária varia de 0,50 a 8,9% no sexo feminino e de 0,17% a 6,4% no sexo masculino[39] . Segundo Maurice J. Meade (2023), este realizou um estudo para estudar a agenesia dentária, o diagnóstico, a etiologia e a gestão, e no seu estudo concluiu que as mulheres são mais propensas do que os homens a ter dentes permanentes em falta, com um rácio combinado de mulheres para homens de 1,22:1[17] . Schonberger (2023) realizou um estudo epidemiológico para estudar a agenesia de dentes permanentes e anomalias dentárias associadas em crianças tratadas ortodonticamente, e concluiu que as taxas de agenesia dentária eram de 1% na América do Norte, 5,5% na Europa e 6,3% na Austrália[31] .

Gracco ALT (2017) realizou um estudo epidemiológico para estudar a prevalência de agenesia dentária em pacientes ortodônticos italianos. No seu estudo, concluiu que os segundos pré-molares inferiores são os mais frequentemente ausentes, com uma prevalência de 2,9-3,2%. Seguiram-se os dentes incisivos laterais superiores, com uma prevalência de 1,6-1,8%[37] . Mamit Kumar (2018) realizou um estudo transversal para estudar a agenesia dentária na população indiana. No seu estudo, concluiu que os dentes congenitamente ausentes mais comuns eram o segundo pré-molar inferior esquerdo, com uma prevalência de 20,3%, seguido do segundo pré-molar inferior direito, com uma prevalência de 18,1%, dos incisivos laterais superiores, com uma prevalência de 17,8 e 17,7%, do segundo pré-molar superior esquerdo, com uma prevalência de 7,4%, do segundo pré-molar superior direito, com uma prevalência de 6,3%, e do primeiro pré-molar superior direito, com uma prevalência de 2,6%[40] .

Aren G. (2015) realizou um estudo epidermiológico para estudar a prevalência de anomalias dentárias entre a população italiana. No seu estudo, concluiu que os dentes mais frequentemente ausentes são os incisivos laterais superiores, com uma prevalência de 1,74% e 46,5%, seguidos pelos segundos pré-molares inferiores, com uma prevalência de 0,54% e 38,8%. No seu estudo, concluiu também que os incisivos laterais superiores ausentes bilateralmente são os dentes mais frequentemente ausentes, com uma prevalência de 72% e 84%, respetivamente[39] .

CAPÍTULO-5
GENÉTICA DA AGENESIA DENTÁRIA

A agenesia dentária (AT) é uma condição heterogénea do ponto de vista genético e fenotípico. Até à data, mais de 200 genes foram associados ao crescimento dos dentes[32] . A expressão de várias famílias de genes tem sido relacionada com a transcrição (que é a sequência de nucleótidos do ADN de uma enzima RNA polimerase que transcreve a sequência de ARNm), factores de crescimento, receptores de factores de crescimento, citocinas e componentes da matriz extracelular[41] . Estudos em gémeos demonstraram o papel crítico que a genética desempenha na agenesia dentária[42] . Investigações anteriores em gémeos monozigóticos e dizigóticos examinaram centenas de genes que controlam o tamanho e a forma dos dentes, que são influenciados pela genética[43] . A AT tem sido associada a muitos genes, incluindo AXIN2, MSX1, PAX9, EDA e PAX9.

Ectodisplasina: A ectodisplasina (ED1), também conhecida como a proteína ectodisplasina-A1 (EDA-A1), é uma molécula crítica envolvida na genética da agenesia dentária. O gene EDA está localizado no cromossoma X (Xq12-q13.1) e codifica a proteína ectodisplasina. A ectodisplasina é um membro da família de proteínas do fator de necrose tumoral (TNF) e desempenha um papel crucial no desenvolvimento de estruturas ectodérmicas, incluindo dentes, cabelo e glândulas sudoríparas. A proteína é constituída por vários domínios funcionais, incluindo um domínio semelhante ao TNF, um domínio colagénico e um domínio rico em cisteína semelhante à furina. Actua como uma molécula sinalizadora durante o desenvolvimento embrionário, particularmente na formação de apêndices ectodérmicos como os dentes. Funciona ligando-se ao seu recetor, EDAR (Ectodysplasin A Recetor), e activando vias de sinalização a jusante, incluindo a via do fator nuclear kappa B (NF-κB). A ativação destas vias regula a expressão de genes envolvidos no desenvolvimento e diferenciação dos tecidos ectodérmicos.

A sinalização da ectodisplasina é essencial para o desenvolvimento dos dentes durante a embriogénese. Está envolvida na formação dos dentes primários (decíduos) e permanentes. Mutações no gene EDA interrompem a sinalização da ectodisplasina, levando a anormalidades no desenvolvimento dos dentes, como atraso na erupção dentária, dentes malformados ou ausência completa de dentes (hipodontia). A gravidade e as manifestações dentárias específicas da agenesia dentária relacionada com a ectodisplasina podem variar consoante o tipo e a localização da mutação. As mutações no gene EDA estão associadas a várias formas de agenesia dentária, incluindo hipodontia isolada e XLHED. A XLHED é caracterizada por hipodontia, hipohidrose (redução da transpiração) e hipotricose (cabelo ralo). Tanto as mutações de perda de função como as mutações missense no gene EDA podem interromper a sinalização da ectodisplasina, levando à agenesia dentária. São observados padrões de hereditariedade ligados ao X na XLHED, em que os indivíduos afectados herdam tipicamente o alelo EDA mutado das suas mães[44] .

MSX1: O MSX1 (Muscle Segment Homeobox 1) é um gene que desempenha um papel importante na genética da agenesia dentária, particularmente nas formas não sindrómicas em que a agenesia dentária ocorre isoladamente sem outras anomalias de desenvolvimento associadas. O MSX1 está envolvido na regulação do desenvolvimento embrionário, incluindo o desenvolvimento dos dentes e das estruturas craniofaciais. Este gene está localizado no cromossoma 4 (4p16.2) e codifica um fator de transcrição que pertence à família dos genes homeobox. Os genes homeobox desempenham um papel fundamental no desenvolvimento embrionário, regulando a expressão de outros genes envolvidos na diferenciação celular e na modelação dos tecidos. O MSX1, em particular, é expresso na região craniofacial em desenvolvimento, incluindo o epitélio dentário, onde regula a formação e o padrão dos dentes. É essencial para a iniciação e morfogénese dos dentes durante o desenvolvimento embrionário. Está envolvida em várias fases do desenvolvimento dos dentes, incluindo a formação do placódeo dentário, a iniciação do botão dentário e as interacções epitélio-mesenquimatosas necessárias para a morfogénese dos dentes. MSX1 regula a expressão de genes envolvidos na odontogénese, tais como BMP4 (Proteína Morfogenética Óssea 4), FGFs (Factores de Crescimento de Fibroblastos) e WNTs (Wingless/Integrated).

Foram identificadas mutações no gene MSX1 em indivíduos com agenesia dentária não sindrómica, afectando particularmente a dentição permanente. Essas mutações podem interromper a função normal do MSX1, levando a anormalidades no desenvolvimento e agenesia dentária. O padrão de agenesia dentária associado às mutações MSX1 varia, mas frequentemente envolve os pré-molares e/ou incisivos. A gravidade da agenesia dentária também pode variar dependendo do tipo e da localização da mutação no gene MSX1. A agenesia dentária não-sindrómica causada por mutações no MSX1 segue tipicamente um padrão de hereditariedade autossómico dominante. Isto significa que uma mutação numa cópia do gene MSX1 (herdada de um dos progenitores) é suficiente para causar a doença. No entanto, observa-se uma expressividade variável e uma penetrância incompleta, em que os indivíduos com a mesma mutação podem apresentar manifestações fenotípicas diferentes ou podem não apresentar quaisquer sinais clínicos de agenesia dentária[45] .

PAX9: O PAX9 (Paired Box Gene 9) é um gene que desempenha um papel crucial no desenvolvimento dos dentes e está fortemente associado à agenesia dentária não sindrómica. O gene PAX9 está localizado no cromossoma 14 (14q13.3) e codifica um fator de transcrição que pertence à família de genes paired box (PAX). O PAX9 contém um domínio emparelhado e um homeodomínio, que são domínios de ligação ao ADN envolvidos na regulação da expressão genética. O PAX9 é expresso no germe dentário em desenvolvimento e desempenha um papel crítico na modelação e diferenciação dos tecidos dentários. O PAX9 é essencial para o desenvolvimento dos dentes durante a embriogénese. Está envolvido na formação de germes dentários a partir do epitélio dentário e regula a expressão de genes envolvidos na odontogénese, tais como BMP4 (Proteína Morfogenética Óssea 4), FGFs (Factores de Crescimento de Fibroblastos) e MSX1 (Segmento Muscular Homeobox 1). O PAX9 é particularmente importante para o desenvolvimento dos molares e pré-molares. Foram identificadas mutações no gene PAX9 em indivíduos com agenesia dentária não sindrómica, afectando predominantemente a dentição permanente. Essas mutações podem interromper a função normal do PAX9, levando a anormalidades no desenvolvimento dos dentes e agenesia. O padrão de agenesia dentária associado às mutações do PAX9 varia, mas frequentemente envolve os pré-molares e/ou molares. A gravidade da agenesia dentária também pode variar dependendo do tipo e da localização da mutação no gene PAX9.

A agenesia dentária não-sindrómica causada por mutações no gene PAX9 segue normalmente um padrão de hereditariedade autossómico dominante. Isso significa que uma mutação em uma cópia do gene PAX9 (herdada de um dos pais) é suficiente para causar a doença. No entanto, observa-se uma expressividade variável e uma penetrância incompleta, em que os indivíduos com a mesma mutação podem apresentar manifestações fenotípicas diferentes ou podem não apresentar quaisquer sinais clínicos de agenesia dentária[46] .

Foi relatado que o MSX-1 e o PAX-9 desempenham um papel significativo na mediação das interacções directas epitélio-mesenquimatosas durante as fases iniciais do desenvolvimento do dente, especialmente nas fases de botão e calote. Os ratinhos com o gene que causa a agenesia dentária apresentam fenótipos semelhantes, como o MSX-1, PAX-9 em humanos. Além disso, estudos em ratinhos sugerem que genes como o gene Lef podem ser responsáveis pela agenesia dentária[47].

AXIN2: O gene AXIN2 (Axis inhibition protein 2) está de facto associado à agenesia dentária, particularmente em casos familiares de oligodontia, em que faltam vários dentes. O gene AXIN2 está localizado no cromossoma 17 (17q23-q24) e codifica uma proteína envolvida na via de sinalização Wnt. A via Wnt é fundamental para vários processos de desenvolvimento, incluindo a proliferação celular, a diferenciação e a modelação. A AXIN2 funciona como um regulador negativo da via Wnt, facilitando a degradação da β-catenina, um componente-chave da sinalização Wnt. A AXIN2 é expressa no epitélio e mesênquima dentários em desenvolvimento e desempenha um papel crucial no desenvolvimento dos dentes. Regula a proliferação e a diferenciação celular durante a morfogénese do dente através da modulação da sinalização Wnt. A perturbação da função da AXIN2 pode levar a anomalias no desenvolvimento dos dentes, incluindo a agenesia dentária.

Mutações no gene AXIN2 foram identificadas em indivíduos com agenesia dentária familiar, particularmente oligodontia, onde seis ou mais dentes estão ausentes. Essas mutações podem interromper a função normal do AXIN2 e desregular a sinalização Wnt, levando a defeitos no desenvolvimento dos dentes. O padrão de agenesia dentária associado às mutações da AXIN2 pode variar, mas os indivíduos afectados apresentam frequentemente a falta de molares e pré-molares. A agenesia dentária familiar causada por mutações na AXIN2 segue tipicamente um padrão de hereditariedade autossómica dominante. Isso significa que uma mutação em uma cópia do gene AXIN2 (herdada de um dos pais) é suficiente para causar a condição. No entanto, observa-se uma expressividade variável e uma penetrância incompleta, em que os indivíduos com a mesma mutação podem apresentar manifestações fenotípicas diferentes ou podem não apresentar quaisquer sinais clínicos de agenesia dentária[48].

IRF6: O Fator Regulador do Interferão 6 (IRF6) é um gene que desempenha um papel importante na genética do desenvolvimento orofacial, incluindo o desenvolvimento dos dentes e do palato. O gene IRF6 está localizado no cromossoma 1 (1q32.2) e codifica um fator de transcrição pertencente à família dos factores reguladores do interferão. O IRF6 desempenha um papel crucial na regulação da expressão genética durante o desenvolvimento embrionário, particularmente na formação das estruturas orofaciais. Está envolvido em vários processos celulares, incluindo a proliferação celular, a diferenciação e a apoptose. O IRF6 é expresso nos tecidos orofaciais em desenvolvimento, incluindo o epitélio dentário e o mesênquima. Regula o desenvolvimento e a fusão das estruturas faciais, incluindo os lábios, o palato e os primórdios dentários. O IRF6 está envolvido nas interacções epiteliais-mesenquimatosas necessárias para a morfogénese adequada dos dentes e para o encerramento do palato durante o desenvolvimento embrionário.

Foram identificadas mutações no gene IRF6 em indivíduos com agenesia dentária não sindrómica, afectando particularmente a dentição permanente. Essas mutações podem interromper a função normal do IRF6, levando a anormalidades no desenvolvimento e agenesia dentária. O padrão de agenesia dentária associado às mutações do IRF6 pode variar, mas os indivíduos afectados apresentam frequentemente incisivos e pré-molares em falta[49].

NEMO: O gene que referiu, Kappa-B Essential Modulator (NFKB), também conhecido como NEMO, está envolvido numa gama mais vasta de funções nas vias de sinalização celular, particularmente na via NF-κB. Embora as mutações no NEMO/NFKB não estejam diretamente associadas à agenesia dentária, a desregulação da sinalização do NF-κB pode afetar vários processos celulares, incluindo os envolvidos no desenvolvimento e homeostase dentária. Este gene está localizado no cromossoma X (Xq28) e codifica o Modulador Essencial do NF-κB (NEMO), também conhecido como Inibidor da Subunidade Gamma da Quinase do Fator Nuclear Kappa-B (IKBKG). NEMO é uma proteína reguladora chave envolvida na via de sinalização NF-κB, que desempenha um papel central na inflamação, nas respostas imunitárias, na sobrevivência e na proliferação celular.

É um componente essencial do complexo inibidor da kappa B quinase (IKK), que é responsável pela ativação dos factores de transcrição NF-κB. Após a ativação por vários estímulos extracelulares, o complexo IKK fosforila as proteínas do inibidor de kappa B (IκB), levando à sua degradação e subsequente libertação de NF-κB. O NF-κB transloca-se então para o núcleo, onde regula a expressão de genes alvo envolvidos em diversos processos celulares. Embora as mutações no NEMO/NFKB não estejam diretamente relacionadas com a agenesia dentária, a desregulação da sinalização do NF-κB pode afetar processos celulares cruciais para o desenvolvimento e homeostasia dos dentes. A sinalização NF-κB está envolvida em vários aspectos da proliferação, diferenciação e sobrevivência de células epiteliais e mesenquimais dentárias durante o desenvolvimento embrionário dos dentes e a manutenção dos dentes adultos. A desregulação da sinalização do NF-κB pode perturbar estes processos, conduzindo a anomalias no desenvolvimento dos dentes ou a uma predisposição para patologias dentárias.

As mutações em NEMO/NFKB estão associadas a uma doença rara de imunodeficiência ligada ao X denominada incontinência pigmentar (IP), caracterizada por lesões cutâneas, anomalias capilares, anomalias oculares e anomalias dentárias. As manifestações dentárias em indivíduos com IP podem incluir atraso na erupção dentária, defeitos no esmalte, forma anormal dos dentes e maior suscetibilidade a cáries dentárias. Pensa-se que estas anomalias dentárias são secundárias à imunodeficiência subjacente e à desregulação da sinalização NF-κB[50] .

P63: A proteína tumoral P63, codificada pelo gene TP63, desempenha um papel crucial na genética do desenvolvimento dos dentes e do desenvolvimento orofacial. A TP63 é um membro da família p53 de factores de transcrição e está envolvida na regulação da proliferação celular, diferenciação e apoptose, particularmente em tecidos epiteliais. O gene TP63 está localizado no cromossoma 3 (3q28) e codifica múltiplas isoformas da proteína tumoral P63, incluindo as isoformas transcricionalmente activas (TAp63) e as isoformas truncadas N-terminal (ΔNp63). Estas isoformas desempenham papéis distintos na regulação da expressão génica e das funções celulares. A TP63 é predominantemente expressa em tecidos epiteliais, incluindo o epitélio dentário, e está envolvida no controlo do destino e da diferenciação das células epiteliais. O TP63 é essencial para várias fases do desenvolvimento dentário, incluindo a iniciação do dente, a morfogénese do botão e a formação do esmalte. Regula a expressão de genes envolvidos na proliferação e diferenciação do epitélio dentário, como o FGF10 (Fator de Crescimento de Fibroblastos 10) e o MSX1 (Segmento Muscular Homeobox 1). O TP63 é particularmente importante para o desenvolvimento do órgão do esmalte, que dá origem aos ameloblastos produtores de esmalte.

Foram identificadas mutações no gene TP63 em indivíduos com vários distúrbios de fendas orofaciais e síndromes de displasia ectodérmica, alguns dos quais apresentam agenesia dentária como caraterística. Estas síndromes podem incluir a síndrome de ectrodactilia-displasia ectodérmica-fenda (síndrome EEC), a síndrome de anquiloblefaro- defeitos ectodérmicos-lábio leporino/palato (síndrome AEC) e síndromes de fenda orofacial com anomalias dentárias associadas[51] .

O PITX2 (Paired-like homeodomain transcription fator 2) é um gene que desempenha um papel crucial na genética do desenvolvimento dos dentes, especificamente no desenvolvimento da dentição e das estruturas craniofaciais. O gene PITX2 está localizado no cromossoma 4 (4q25) e codifica um fator de transcrição que pertence à família dos homeodomínios emparelhados. O PITX2 está envolvido na regulação da expressão genética durante o desenvolvimento embrionário, particularmente no desenvolvimento de vários tecidos, incluindo os olhos, o coração e as estruturas craniofaciais. No contexto do desenvolvimento dos dentes, o PITX2 regula a expressão de genes envolvidos nas interacções entre o epitélio e o mesênquima dentários, na morfogénese dos dentes e na formação de padrões.

A PITX2 é expressa no epitélio dentário e no mesênquima durante o desenvolvimento embrionário do dente. Desempenha um papel crítico em várias fases do desenvolvimento do dente, incluindo a iniciação do dente, a morfogénese do botão e a diferenciação dos tecidos dentários. A PITX2 regula a expressão de genes envolvidos na morfogénese dentária, tais como MSX1 (Muscle Segment Homeobox 1), BMP4 (Bone Morphogenetic Protein 4) e membros da família FGF (Fibroblast Growth Fator). O PITX2 é particularmente importante para o desenvolvimento de pré-molares e molares.

Foram identificadas mutações no gene PITX2 em indivíduos com agenesia dentária não sindrómica, afectando particularmente a dentição permanente. Essas mutações podem interromper a função normal do PITX2, levando a anormalidades no desenvolvimento e agenesia dentária. O padrão de agenesia dentária associado às mutações PITX2 pode variar, mas os indivíduos afectados apresentam frequentemente pré-molares e/ou molares em falta[52] .

O Sonic Hedgehog (SHH) é uma molécula de sinalização chave envolvida no desenvolvimento embrionário, incluindo o desenvolvimento dos dentes. Pertence à família das proteínas secretadas hedgehog e desempenha um papel crucial na orquestração de vários processos celulares durante a embriogénese, tais como a proliferação, diferenciação e modelação celulares. O gene SHH está localizado no cromossoma 7 (7q36.3) nos seres humanos e codifica a proteína sonic hedgehog, uma molécula de sinalização secretada. A SHH funciona como um morfogénio, o que significa que actua em diferentes concentrações para especificar destinos e padrões celulares distintos durante o desenvolvimento embrionário. A sinalização SHH é essencial para a formação de várias estruturas, incluindo os membros, o cérebro, a face e os dentes. A sinalização SHH é crucial para a iniciação e modelação do desenvolvimento dos dentes durante a embriogénese. É expressa no ectoderma oral e desempenha um papel nas interacções de sinalização entre o epitélio dentário e o mesênquima. A sinalização da SHH influencia a expressão de genes envolvidos na proliferação e diferenciação do epitélio dentário, incluindo membros das famílias do fator de crescimento dos fibroblastos (FGF) e da proteína morfogenética óssea (BMP). O SHH também contribui para o estabelecimento da morfogénese e padronização dentária, particularmente nas regiões dos incisivos e molares. Embora as mutações no gene SHH não estejam diretamente relacionadas com a agenesia dentária nos seres humanos, a desregulação da sinalização SHH pode ter impacto no desenvolvimento e na homeostasia dentária. As mutações que afectam os componentes da via de sinalização SHH têm sido associadas a várias perturbações do desenvolvimento, incluindo a holoprosencefalia, que pode ser acompanhada por anomalias craniofaciais e anomalias dentárias. Além disso, estudos em animais mostraram que as perturbações na sinalização SHH podem levar à agenesia dentária e a outras anomalias dentárias[53] .

CAPÍTULO-6
AGENESIA DENTÁRIA SINDRÓMICA

A agenesia dentária (AT) pode manifestar-se de duas formas, indicando a variabilidade genética e fenotípica da doença: como uma condição isolada (forma não sindrómica) ou como parte de uma síndrome hereditária (forma sindrómica)[54].

Agenesia dentária sindrómica: Muitas moléculas de sinalização são expressas no epitélio da lâmina dentária durante as fases iniciais da formação do dente, que por sua vez induz o mesênquima dentário. Os factores de transcrição, as moléculas da matriz extracelular, os factores de crescimento, as moléculas de sinalização e os seus receptores, e outras vias de sinalização importantes estão todos envolvidos na organogénese. A função diferencial dos genes, seja por ganho ou perda de função, pode interferir com determinadas redes de sinalização e resultar numa série de anomalias dentárias, incluindo padrões selectivos de agenesia dentária. Algumas síndromes comuns associadas à agenesia dentária são descritas abaixo e estão listadas na (Tabela 3)[55].

Displasias ectodérmicas: As displasias ectodérmicas são geneticamente heterogéneas e podem resultar de mutações em vários genes envolvidos no desenvolvimento ectodérmico. Estas mutações podem afetar as vias de sinalização cruciais para a diferenciação e morfogénese do tecido ectodérmico. Vários genes têm sido implicados em diferentes tipos de displasias ectodérmicas, incluindo EDA (ectodisplasina A), EDAR (recetor de ectodisplasina A), TP63 (proteína tumoral P63), entre outros. As características comuns podem incluir cabelo esparso ou ausente (hipotricose ou alopecia), glândulas sudoríparas ausentes ou pouco desenvolvidas que levam a intolerância ao calor, unhas hipoplásicas e várias anomalias dentárias. As anomalias dentárias são uma caraterística marcante da displasia ectodérmica e incluem frequentemente agenesia dentária (hipodontia), dentes malformados, atraso na erupção, defeitos do esmalte e forma anormal dos dentes.

Existem vários subtipos de displasia ectodérmica, cada um com o seu próprio conjunto de características clínicas. A displasia ectodérmica hipohidrótica (HED), causada por mutações no gene EDA ou no gene EDAR, é o tipo mais comum e é caracterizada por cabelo escasso, ausência de glândulas sudoríparas e agenesia dentária. Outros subtipos incluem a displasia ectodérmica hidrótica (síndrome de Clouston), caracterizada por unhas espessadas e pele hiperpigmentada, e a síndrome do anquiloblifarão-defeitos ectodérmicos-fenda labial/palatina (AEC), caracterizada por fenda labial e palatina, erosões cutâneas e anomalias dentárias[56] .

Síndromes digitais orofaciais: As síndromes digitais orofaciais são tipicamente herdadas de forma autossómica recessiva ou recessiva ligada ao X, embora alguns casos possam resultar de mutações de novo. A base genética varia consoante o subtipo, com mutações identificadas em diferentes genes envolvidos no desenvolvimento embrionário. Por exemplo, as mutações OFD1 estão associadas à síndrome OFD tipo 1 e afectam o gene OFD1 localizado no cromossoma X. Outros subtipos, como a síndrome OFD tipo 2 (síndrome de Mohr) e tipo 3 (síndrome de Varadi-Papp), têm causas genéticas diferentes. As síndromes digitais orofaciais são caracterizadas por uma vasta gama de características clínicas que afectam a região orofacial, incluindo a boca, o nariz, os olhos e os ouvidos, bem como os dígitos. As características mais comuns podem incluir fenda labial e/ou palatina, desenvolvimento anormal da língua (por exemplo, língua bífida ou lobulada), hipertelorismo (aumento da distância entre os olhos), hipoplasia das asas nasais e polidactilia (dedos das mãos ou dos pés a mais). Em alguns subtipos, podem também estar presentes anomalias dentárias, incluindo agenesia dentária, dentes malformados e defeitos do esmalte.

Existem vários subtipos de síndrome digital orofacial, cada um com as suas próprias características clínicas e causas genéticas distintas. A síndrome OFD tipo 1, causada por mutações no gene OFD1, é caracterizada por anomalias orais, como fenda labial e/ou palatina, anomalias da língua e anomalias dentárias. A síndrome OFD tipo 2 (síndrome de Mohr), causada por mutações no gene OFD2, é caracterizada por fendas orais, anomalias da língua e malformações dos membros. A síndrome OFD tipo 3 (síndrome de Varadi-Papp), causada por mutações no gene C2CD3, também apresenta anomalias orofaciais e polidactilia[57] .

Fenda orofacial: A fenda orofacial é uma malformação congénita comum que resulta de perturbações na fusão das estruturas faciais durante o desenvolvimento embrionário. Pode ocorrer como uma anomalia isolada ou como parte de uma condição sindrómica com características clínicas adicionais. A agenesia dentária sindrómica associada à fenda orofacial pode resultar de mutações em genes envolvidos no desenvolvimento craniofacial, incluindo os que regulam as interacções epiteliais-mesenquimatosas, a fusão do palato e a morfogénese dentária. A fenda orofacial refere-se a uma fenda ou lacuna no lábio e/ou palato que ocorre devido à fusão incompleta das estruturas faciais embrionárias. A fenda labial envolve uma lacuna no lábio superior, enquanto a fenda palatina envolve uma lacuna no céu da boca (palato). Estas malformações podem variar em gravidade, desde um pequeno entalhe até uma fenda completa que se estende até à cavidade nasal ou que se estende do lábio até ao palato. Na agenesia dentária sindrómica, a fenda orofacial pode coocorrer com outras anomalias craniofaciais, incluindo anomalias dentárias como a agenesia dentária, dentes malformados ou erupção retardada.

Pode ser classificada com base na localização anatómica e na gravidade da fenda. A fenda labial pode ser unilateral (afectando um lado) ou bilateral (afectando ambos os lados) e pode ocorrer com ou sem envolvimento do rebordo alveolar (o tecido gengival e o osso que suportam os dentes). A fenda do palato pode envolver o palato mole, o palato duro ou ambos e pode ocorrer isoladamente ou em combinação com a fenda do lábio[58] .

Sequência de Pierre Robin: Pensa-se que a sequência de Pierre Robin resulta de uma combinação de factores genéticos e ambientais que afectam o desenvolvimento craniofacial durante a embriogénese. Em alguns casos, pode ocorrer esporadicamente sem uma causa genética conhecida, enquanto noutros pode estar associada a síndromes genéticas subjacentes ou a anomalias cromossómicas. Vários factores genéticos têm sido implicados no desenvolvimento da SPR, incluindo mutações que afectam genes envolvidos no desenvolvimento e morfogénese craniofacial.

Caracteriza-se pela presença de micrognatia, glossoptose e fenda palatina. A micrognatia resulta num maxilar inferior recuado ou retruído, que pode levar à obstrução das vias respiratórias devido à deslocação posterior da língua (glossoptose). A fenda palatina pode ser completa ou incompleta e pode contribuir para dificuldades de alimentação, perturbações da fala e um risco acrescido de aspiração. Outras características associadas podem incluir anomalias dentárias, tais como agenesia dentária, má oclusão e atraso na erupção dos dentes[59] .

Síndrome de Van der Woude: A síndrome de Van der Woude é causada principalmente por mutações no gene do fator regulador do interferão 6 (IRF6), localizado no cromossoma 1q32.2. O IRF6 está envolvido na regulação do desenvolvimento das estruturas orofaciais, incluindo os lábios, o palato e os dentes. As mutações no IRF6 perturbam o desenvolvimento normal, conduzindo a fendas orofaciais e a outras características associadas à VWS. As características marcantes da síndrome de Van der Woude incluem uma fenda labial e/ou fenda palatina, que pode variar desde um pequeno entalhe até uma fenda completa que se estende até à cavidade nasal. As fossas labiais inferiores, que aparecem como pequenas depressões ou aberturas no lábio inferior, também são características da VWS e estão presentes na maioria dos indivíduos afectados. Outras características podem incluir anomalias dentárias, como agenesia dentária, dentes malformados, erupções atrasadas e defeitos no esmalte[60] .

Síndrome de Apert: A síndrome de Apert é causada principalmente por mutações no gene do recetor 2 do fator de crescimento dos fibroblastos (FGFR2), que está localizado no cromossoma 10q26. As mutações no FGFR2 resultam na ativação anormal das vias de sinalização envolvidas no desenvolvimento craniofacial e dos membros, conduzindo às características da síndrome de Apert. A maioria dos casos ocorre esporadicamente, embora a hereditariedade autossómica dominante tenha sido descrita em algumas famílias. As características marcantes da síndrome de Apert incluem craniossinostose, que leva a uma forma anormal do crânio (em forma de torre ou braquicefálica), hipoplasia da face média, hipertelorismo (aumento da distância entre os olhos) e sindactilia das mãos e dos pés. Os indivíduos com síndrome de Apert também podem apresentar outras anomalias craniofaciais, como um palato alto e arqueado, má oclusão e anomalias dentárias, incluindo agenesia dentária, erupção retardada e dentes malformados[61] .

Síndrome de Moebius: A síndrome de Moebius é uma doença neurológica congénita rara caracterizada por paralisia facial (paralisia do nervo facial) e movimentos oculares horizontais prejudicados devido ao subdesenvolvimento ou ausência do sexto e sétimo nervos cranianos. Embora a síndrome de Moebius afecte principalmente a função motora facial e ocular, as características marcantes da síndrome de Moebius incluem paralisia facial que afecta os músculos da expressão facial, resultando em falta de expressão facial, incapacidade de sorrir e dificuldade em fechar os olhos. Os indivíduos com síndrome de Moebius podem também ter movimentos laterais dos olhos limitados ou ausentes, ptose (queda das pálpebras), estrabismo (desalinhamento dos olhos) e dificuldades de alimentação devido a uma sucção e deglutição deficientes. Outras características associadas podem incluir anomalias esqueléticas, anomalias dos membros e anomalias dentárias, como agenesia dentária, atraso na erupção e má oclusão[62] .

Síndrome de Down: A síndrome de Down é causada pela presença de uma cópia extra do cromossoma 21, resultante de uma não-disjunção durante a meiose ou de uma translocação do cromossoma 21. O material genético extra perturba o desenvolvimento normal, levando às características da síndrome de Down. A maioria dos casos de síndrome de Down ocorre esporadicamente, embora os indivíduos com determinadas condições genéticas ou com idade parental superior a 35 anos tenham um risco acrescido. As características marcantes da síndrome de Down incluem traços faciais característicos, como olhos amendoados, ponte nasal achatada e língua protuberante, bem como deficiência intelectual, atrasos no desenvolvimento e hipotonia (baixo tónus muscular). Os indivíduos com síndrome de Down também podem ter defeitos cardíacos congénitos, anomalias gastrointestinais, perda de audição e problemas de visão. Outras características associadas podem incluir anomalias dentárias, como agenesia dentária, atraso na erupção, má oclusão e doença periodontal. O padrão de agenesia dentária na síndrome de Down pode variar, mas os indivíduos afectados apresentam frequentemente falta de dentes, particularmente nas regiões dos incisivos e pré-molares. Acredita-se que as anomalias dentárias na síndrome de Down resultem de perturbações no desenvolvimento craniofacial e na formação dos germes dentários, bem como de factores ambientais e práticas de higiene dentária[63] .

Síndrome de Ellis-van Creveld: A síndrome de Ellis-van Creveld é causada por mutações nos genes EVC ou EVC2, que estão localizados no cromossoma 4. Estes genes fornecem instruções para a produção de proteínas que desempenham um papel no desenvolvimento de ossos, dentes e outros tecidos. As mutações nos genes EVC ou EVC2 perturbam o desenvolvimento normal do esqueleto, levando às características da síndrome EvC. A síndrome de Ellis-van Creveld é herdada num padrão autossómico recessivo, o que significa que os indivíduos afectados herdam duas cópias do gene mutado, uma de cada progenitor. As características marcantes da síndrome de Ellis-van Creveld incluem baixa estatura, membros desproporcionadamente curtos, polidactilia (dedos das mãos ou dos pés a mais) e displasia ectodérmica, que se pode manifestar como displasia ungueal, unhas hipoplásicas e cabelo ralo. Os indivíduos com síndrome

EvC também podem ter manifestações orais, incluindo dentes pequenos, anomalias dentárias como agenesia dentária, defeitos do esmalte e má oclusão. Os defeitos cardíacos congénitos, como defeitos do septo atrial e defeitos do septo ventricular, também são comuns em indivíduos com síndrome de Ellis-van Creveld[64].

Síndrome de Witkop dos dentes e unhas: É causada por mutações no gene MSX1, que está envolvido na regulação do desenvolvimento dos dentes. A síndrome segue um padrão de hereditariedade autossómico dominante, o que significa que uma única cópia do gene mutado de um dos pais é suficiente para causar a doença. Em alguns casos, a síndrome dos dentes e unhas de Witkop pode ocorrer esporadicamente devido a mutações de novo. As características marcantes da síndrome dos dentes e unhas de Witkop incluem hipodontia (falta de dentes), afectando particularmente a dentição permanente, e disgenesia ungueal, que se pode manifestar como unhas finas, distróficas ou ausentes. Os indivíduos com a síndrome dos dentes e unhas de Witkop também podem apresentar outras anomalias dentárias, como dentes malformados, erupções atrasadas e defeitos no esmalte. Além disso, podem ter outras anomalias ectodérmicas, incluindo cabelo escasso, disfunção das glândulas sudoríparas e pele seca. A hipodontia, ou a ausência de um ou mais dentes, é a caraterística que define a síndrome dos dentes e unhas de Witkop. O padrão de agenesia dentária nesta síndrome envolve tipicamente a ausência de múltiplos dentes permanentes, particularmente os incisivos e pré-molares. A gravidade e a distribuição da hipodontia podem variar entre os indivíduos afectados, mas muitas vezes leva à má oclusão dentária e a problemas funcionais. As anomalias dentárias na síndrome dos dentes e unhas de Witkop resultam de perturbações no desenvolvimento e morfogénese dos dentes devido a mutações no gene MSX1[65].

Síndrome de Sotos: A síndrome de Sotos é causada por mutações no gene NSD1, que fornece instruções para a produção de uma proteína envolvida na regulação da expressão genética durante o desenvolvimento. A maioria dos casos da síndrome de Sotos ocorre esporadicamente devido a mutações de novo no gene NSD1, embora tenham sido registados casos familiares raros. As características marcantes da síndrome de Sotos incluem crescimento excessivo durante a infância, resultando em alta estatura, macrocefalia (cabeça aumentada) e características faciais como testa proeminente, rosto alongado, queixo pontiagudo e olhos inclinados para baixo. Os indivíduos com síndrome de Sotos podem também apresentar atrasos no desenvolvimento, deficiências intelectuais, atrasos na fala e problemas de coordenação motora. Outras características associadas podem incluir problemas de comportamento, convulsões e anomalias cardíacas. Embora não sejam normalmente consideradas uma caraterística primária, as anomalias dentárias, como a agenesia dentária, podem ocorrer num subconjunto de indivíduos com síndrome de Sotos[66] .

Síndrome de Wolf-Hirschhorn: A síndrome de Wolf-Hirschhorn é causada por uma deleção de material genético do braço curto do cromossoma 4, especificamente na região conhecida como 4p16.3. O tamanho da deleção pode variar entre os indivíduos afetados, e a gravidade dos sintomas pode depender da extensão da deleção e dos genes envolvidos. As características marcantes da síndrome de Wolf-Hirschhorn incluem traços faciais distintivos, como testa alta, glabela proeminente (área entre as sobrancelhas), olhos muito espaçados (hipertelorismo), cantos da boca virados para baixo e um filtro curto (área entre o nariz e o lábio superior). Os indivíduos com WHS também podem apresentar falhas no crescimento, atrasos no desenvolvimento, deficiência intelectual, convulsões (epilepsia) e anomalias esqueléticas, como escoliose e anomalias nos membros. Embora não sejam normalmente consideradas uma caraterística primária, as anomalias dentárias, como a agenesia dentária, podem ocorrer num subconjunto de indivíduos com síndrome de Wolf-Hirschhorn[67] .

Tabela- 3 Síndromes e condições comuns que se manifestam com agenesia dentária

Síndrome ou condição	Manifestação dentária
Displasia ectodérmica	Hipodontia, oligodontia, anodontia, dentes cónicos
Síndrome digital orofacial	Hipodontia, oligodontia, dentes supranumerários, má oclusão dentária
Fenda orofacial (lábio leporino e/ou fenda palatina)	Hipodontia, oligodontia,
Sequência de Pierre Robin	Hipodontia, microdontia, dentes supranumerários
Síndrome de Var der Woude	Hipodontia, fenda labial, fenda palatina

Síndrome de Apert	Hipodontia, hipoplasia do esmalte
Síndrome de Moebius	Hipodontia
Síndrome de Down	Hipodontia
Síndrome de Ellis-van Creveld	Hipodontia (incisivos), dentes cónicos, taurodontismo
Síndrome do dente e da unha de Witkop	Hipodontia
Síndrome de Soto	Hipodontia (pré-molar), hipoplasia do esmalte
Síndrome de Wolf-Hirschhorn	Hipodontia, taurodontismo, microdontia

CAPÍTULO-7
AGENESIA DENTÁRIA NÃO SINDRÓMICA

A agenesia dentária não sindrómica, uma forma comum de agenesia dentária congénita, é caracterizada pela ausência congénita de dentes[68] . É herdada de forma autossómica dominante, autossómica recessiva ou ligada ao X e é causada principalmente por factores genéticos, com vários genes implicados na sua patogénese[69] .

MSX1 (Msh homeobox 1): É um gene homeobox que regula o desenvolvimento embrionário, particularmente no padrão craniofacial e dentário. As mutações no MSX1 podem causar agenesia dentária não sindrómica, afectando a dentição primária e permanente. Também perturbam o desenvolvimento dentário, afectando frequentemente os pré-molares e os segundos molares[70] .

PAX9 (Paired box 9: É um fator de transcrição crucial para o desenvolvimento dos dentes, com mutações que afectam os molares e os incisivos[71] .

AXIN2 (Proteína de inibição do eixo 2): AXIN2, um componente da via de sinalização Wnt, é crucial para o desenvolvimento embrionário, incluindo a formação de dentes. As mutações na AXIN2 podem causar agenesia dentária não sindrómica, afectando a dentição permanente e perturbando o padrão dentário, levando à ausência ou malformação dos dentes[72] .

WNT10A (Membro 10A da família Wnt): O WNT10A, um interveniente fundamental na via de sinalização Wnt, regula a proliferação celular, a diferenciação e a modelação durante o desenvolvimento dos dentes. As mutações na WNT10A podem causar agenesia dentária não sindrómica, afectando a dentição primária e permanente, interrompendo o desenvolvimento dos germes dentários e resultando em agenesia dentária específica ou generalizada[73] .

EDA (Ectodisplasina A) e EDAR (Recetor de Ectodisplasina A): A via de sinalização da EDA é crucial para o desenvolvimento ectodérmico, formando dentes, pêlos e glândulas sudoríparas. As mutações na EDA e na EDAR podem causar agenesia dentária não sindrómica, afectando o desenvolvimento da dentição primária e conduzindo a hipodontia ou oligodontia[74] .

O diagnóstico diferencial da agenesia dentária aparente não sindrómica e as perturbações são explicados abaixo e listados na (Tabela-5)

- As doenças relacionadas com o gene AXIN2, frequentemente herdadas num padrão autossómico dominante, abrangem um espetro de condições caracterizadas por anomalias congénitas que afectam principalmente o desenvolvimento dentário. O fenótipo dentário caraterístico associado a mutações no gene AXIN2 é a oligodontia, na qual estão ausentes vários dentes permanentes. Esta ausência envolve tipicamente os incisivos, pré-molares e molares, com variabilidade nos dentes específicos afectados entre os indivíduos. Além disso, os indivíduos afectados podem apresentar atraso na erupção dos dentes e várias anomalias dentárias, tais como dentes malformados ou invulgarmente pequenos. Para além das manifestações dentárias, as doenças relacionadas com a AXIN2 podem incluir anomalias craniofaciais, nomeadamente craniossinostose, que pode levar a uma forma anormal do crânio e a potenciais implicações no desenvolvimento neurológico. Anomalias esqueléticas, como defeitos nas costelas ou na coluna vertebral, também podem ser observadas. Além disso, existem provas que sugerem um risco aumentado de certos tipos de cancro, nomeadamente o cancro colorrectal, em indivíduos com mutações no gene AXIN2.

- As displasias ectodérmicas (DE) englobam um grupo de doenças genéticas caracterizadas pelo desenvolvimento anormal de estruturas ectodérmicas, incluindo dentes, cabelo, pele e glândulas sudoríparas. Estas doenças podem resultar de mutações em genes como o EDA (ectodisplasina A), o EDAR (recetor da ectodisplasina A) e o EDARADD (domínio de morte associado ao EDAR). O modo de hereditariedade destas doenças pode variar, sendo a hereditariedade recessiva ligada ao X comum para as doenças relacionadas com o EDA, enquanto as mutações no EDAR e no EDARADD podem apresentar padrões autossómicos dominantes ou autossómicos recessivos. Os indivíduos com mutações nestes genes apresentam frequentemente hipodontia, em que o número de dentes é inferior ao normal, ou mesmo anodontia, a ausência de dentes. As anomalias dentárias podem incluir dentes de forma cónica, esmalte fino e morfologia irregular dos dentes. Para além das manifestações dentárias, as displasias ectodérmicas podem envolver cabelo esparso, glândulas sudoríparas finas ou ausentes, levando a intolerância ao calor, e anomalias da pele, como secura ou hiperpigmentação.

- A síndrome de Kallmann, uma doença rara caracterizada por hipogonadismo hipogonadotrópico e anosmia, pode estar associada a mutações no gene FGFR1 (recetor 1 do fator de crescimento dos fibroblastos). A síndrome de Kallmann relacionada com o FGFR1 apresenta vários padrões de hereditariedade, incluindo mutações autossómicas dominantes, autossómicas recessivas e esporádicas. O gene FGFR1 desempenha um papel fundamental no desenvolvimento embrionário, particularmente na formação do sistema nervoso central e na migração dos neurónios olfactivos e dos neurónios da hormona libertadora de gonadotropina (GnRH). As mutações no FGFR1 podem perturbar estes processos, conduzindo às características da síndrome de Kallmann. Para além das características primárias de hipogonadismo hipogonadotrópico e anosmia, os indivíduos com a síndrome de Kallmann relacionada com o FGFR1 podem apresentar anomalias dentárias como parte do espetro fenotípico mais amplo. Os fenótipos dentários associados às mutações do FGFR1 podem incluir microdontia, atraso na erupção dos dentes permanentes e apinhamento dentário. Estas anomalias dentárias contribuem para as más oclusões e podem necessitar de intervenções ortodônticas.

  Para além dos fenótipos primário e dentário, a síndrome de Kallmann relacionada com o FGFR1 pode manifestar-se com uma série de outras características. Estas podem incluir defeitos faciais da linha média, como fenda labial ou palatina, anomalias esqueléticas como sindactilia e agenesia renal. Além disso, os indivíduos com mutações FGFR1 podem sofrer vários desequilíbrios hormonais devido a hipogonadismo hipogonadotrópico, levando a infertilidade, osteoporose e outros problemas relacionados com o sistema endócrino.

- As mutações no gene IRF6 (fator regulador do interferão 6) estão associadas a um espetro de doenças, incluindo a síndrome de Van der Woude (VWS) e a síndrome do pterígio poplíteo (PPS). Estas doenças apresentam uma hereditariedade autossómica dominante, o que significa que basta herdar uma única cópia do gene mutado de um progenitor para causar a doença. O gene IRF6 desempenha um papel crucial no desenvolvimento craniofacial e epitelial durante a embriogénese.

  Os indivíduos com doenças relacionadas com o IRF6 apresentam frequentemente um conjunto distinto de características fenotípicas, afectando de forma proeminente a região craniofacial e a dentição. Os fenótipos dentários associados a mutações do IRF6 podem incluir fenda labial e/ou palatina, que são características tanto da VWS como da PPS. A fenda labial e palatina resulta da fusão anormal do lábio e/ou palato durante o desenvolvimento fetal. Além disso, os indivíduos com mutações no IRF6 podem apresentar anomalias dentárias, como atraso na erupção dentária, dentes supranumerários (dentes a mais) ou dentes em falta (hipodontia). Estas anomalias dentárias podem contribuir para más oclusões e podem exigir intervenções ortodônticas para o seu controlo. Para além dos fenótipos craniofaciais e dentários, as doenças relacionadas com o IRF6 podem manifestar-se com outras características. Na VWS, os indivíduos podem apresentar fossas labiais (pequenas depressões ou aberturas no lábio inferior), enquanto a PPS é caracterizada pela presença de teias poplíteas (teias ou dobras cutâneas que se estendem do joelho ao tornozelo), anomalias genitais e anomalias que afectam os membros. Para além disso, os indivíduos com mutações no IRF6 podem ter um risco aumentado de fendas orofaciais nas gerações seguintes.

- As mutações da MSX1 estão associadas a um espetro de doenças, incluindo a síndrome de Witkop e a displasia odonto-oncodérmica (OODD), cada uma com manifestações clínicas e padrões de hereditariedade distintos. A síndrome de Witkop, também conhecida como síndrome dos dentes e unhas, é caracterizada por hipodontia (falta de dentes) e displasia das unhas. Segue um padrão de hereditariedade autossómico dominante, em que a herança de uma única cópia mutada do gene MSX1 de um dos progenitores é suficiente para causar a doença. Os fenótipos dentários associados à síndrome de Witkop incluem tipicamente a ausência de vários dentes permanentes, mais frequentemente os pré-molares e os segundos molares. Além disso, os indivíduos afectados podem apresentar anomalias no desenvolvimento das unhas, como unhas finas ou distrofia ungueal.

Em contraste, a displasia odonto-onico-dérmica (OODD) é uma doença rara caracterizada por hipodontia, displasia ungueal e várias anomalias cutâneas. A OODD também segue um padrão de hereditariedade autossómico dominante. Para além da hipodontia, os fenótipos dentários na OODD podem incluir dentes de forma cónica, microdontia ou morfologia dentária anormal. A displasia das unhas é uma caraterística proeminente na OODD, com unhas que são frequentemente finas, quebradiças ou com buracos. Para além disso, os indivíduos com OODD podem apresentar anomalias cutâneas, como pele seca, hiperqueratose palmo-plantar ou hiperqueratose folicular.

- As mutações no gene WNT10A estão associadas a um espetro de doenças, incluindo a síndrome de Schöpf-Schulz-Passarge (SSPS) e a displasia ectodérmica hipohidrótica (HED), cada uma caracterizada por manifestações clínicas e padrões de hereditariedade distintos. A SSPS é uma doença autossómica recessiva rara caracterizada por várias anomalias ectodérmicas, incluindo hipodontia (falta de dentes), queratodermia palmoplantar (pele espessada nas palmas das mãos e plantas dos pés) e fibromas periungueais (crescimentos benignos à volta das unhas). Em contrapartida, a HED, também conhecida como síndrome de Christ-Siemens-Touraine, é caracterizada por anomalias nas estruturas ectodérmicas, como dentes, cabelo, glândulas sudoríparas e apêndices cutâneos. A HED pode apresentar padrões de hereditariedade recessivos ligados ao X, autossómicos dominantes ou autossómicos recessivos. Os fenótipos dentários associados às mutações WNT10A tanto na SSPS como na HED incluem frequentemente hipodontia ou oligodontia (número de dentes inferior ao normal), sendo os dentes mais frequentemente afectados os molares e incisivos permanentes. Além disso, os indivíduos afectados podem apresentar dentes de forma cónica, atraso na erupção dos dentes permanentes ou morfologia dentária anormal. Na SSPS, as anomalias dentárias são tipicamente acompanhadas por outras manifestações ectodérmicas, como a queratodermia palmoplantar e os fibromas periungueais. Na DHE, as anomalias dentárias fazem parte de um espetro mais alargado de características ectodérmicas, incluindo cabelo esparso, redução da capacidade de transpiração que conduz à intolerância ao calor e pele seca[69].

Tabela-5 Distúrbios a serem considerados no diagnóstico diferencial de agenesia dentária aparente não-sindrômica

Gene	Perturbação	Modo de herança	Fenótipo dentário	Outras características
Doenças alélicas seleccionadas (i.e., com genes também envolvidos na agenesia dentária não sindrómica)				
AXIN2	Síndrome do cancro colorrectal com oligodontia	Autossómica dominante	Oligodontia (agenesia de molares, incisivos	Osteomas, cancro colorrectal

			inferiores e incisivos laterais superiores), odontomas	
AED EDAR EDARADD	Displasia ectodérmica hipohidrótica	Ligada ao X, autossómica dominante e autossómica recessiva	Oligodontia, hipodontia, microdontia, anodontia, taurodontismo, malformação dentária	Hipotricose, anidrose, hipoidrose, possível agenesia mamária, saliência frontal, rugas periorbitais e hiperpigmentação, ponte nasal deprimida, lábios proeminentes
FGFR1	Síndrome de Kallmann	Autossómica dominante	Oligodontia, hipodontia	Fenda do lábio/palato, anosmia, hipogonadismo
IRF6	Síndromes de Van der Woude e do pterígio poplíteo (PPS)	Autossómica dominante	Hipodontia	Na PPS, pele com membranas nas pernas, malformações genitais, fossas labiais, fendas orofaciais
MSX1	Síndrome de Wiktop	Autossómica dominante	Oligodontia (2ºs pré-molares e molares mais afectados), hipodontia	Disgenesia das unhas, fendas orofaciais
	Displasia odonto-onico-dérmica	Autossómico recessivo	Oligodontia, hipodontia, microdontia	Língua lisa com ↓ de papilas fungiformes e filiformes marcadas, queratodermia e hiperidrose das palmas das mãos e plantas dos pés, hiperqueratose da pele, onicodisplasia
WNT10A	Síndrome de Schöpf-Schulz-Passarge	Autossómico recessivo	Oligodontia, hipodontia, microdontia	Quistos nas pálpebras, cabelo ralo e seco, unhas

| | | | | distróficas, pele seca, pápulas hiperqueratóticas nas mãos |
| | Displasia ectodérmica hipohidrótica | Autossómica dominante e Autossómica recessiva | Oligodontia, hipodontia, microdontia, anodontia, taurodontismo, malformação dentária | Hipotricose, anidrose, hipoidrose, possível agenesia mamária, bossagem frontal, rugas periorbitais e hiperpigmentação, ponte nasal deprimida, lábios proeminentes |

CAPÍTULO-8
ANOMALIAS DENTÁRIAS ASSOCIADAS

A AT é uma anomalia dentária comum que afecta o número de dentes, tanto na dentição decídua como na permanente, e está frequentemente associada a outros problemas dentários. Estes podem afetar o tamanho, a forma, a erupção, o alinhamento, o desenvolvimento dentário global e a oclusão[75] . A percentagem de casos relatados de anomalias oclusais e dentárias associadas à agenesia dentária está listada na (Tabela 6).

Incisivo cónico:

O incisivo cónico é uma anomalia dentária caracterizada por uma forma pontiaguda ou cónica do incisivo, que resulta normalmente de um distúrbio de desenvolvimento durante a formação do dente, levando a uma morfologia cónica em vez da forma normal. Pode ocorrer como um único ou múltiplos dentes afectados por agenesia dentária, particularmente envolvendo os incisivos laterais ou incisivos centrais. A forma anormal dos incisivos cónicos pode afetar a estética e pode exigir tratamento restaurador para melhorar a aparência e a função. (Figura 7)

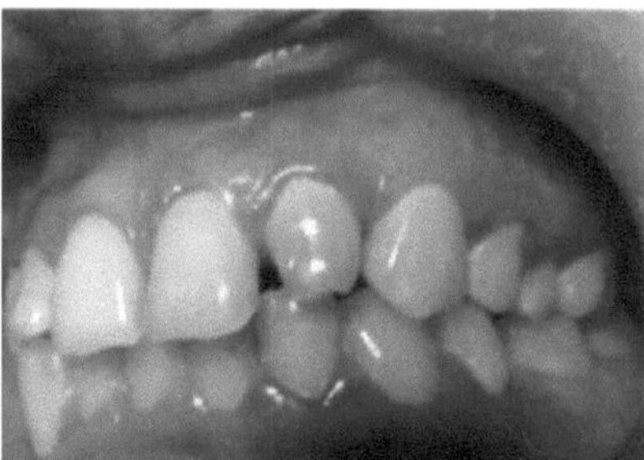

Figura-7: Incisivo cónico

Esmalte hipoplásico:

O esmalte hipoplásico refere-se a um defeito na formação do esmalte dentário, resultando num esmalte fino, fraco ou pouco mineralizado. Os dentes afectados pelo esmalte hipoplásico podem parecer descoloridos, com buracos ou com uma textura rugosa devido à formação incompleta da matriz do esmalte. Pode ocorrer em dentes adjacentes a dentes ausentes devido à interrupção do desenvolvimento do esmalte durante a agenesia dentária, levando ao comprometimento da resistência e da estética dos dentes afetados. (Figura 8)

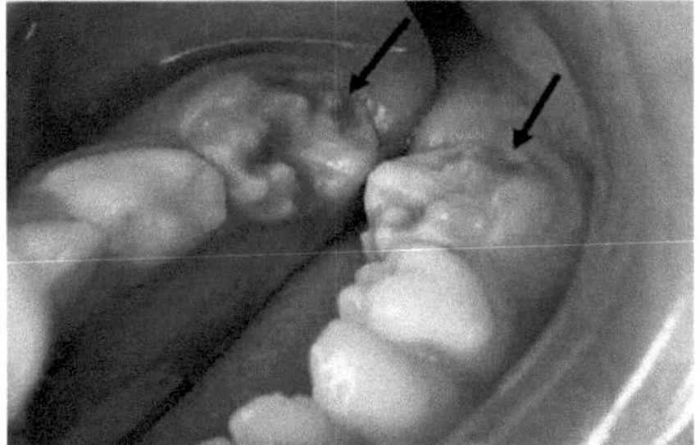

Figura-8: Esmalte hipoplásico

Impactação de dentes (Canino Maxilar):

A impactação dentária ocorre quando um dente não consegue erupcionar completamente na sua posição normal dentro da arcada dentária. Nos casos de agenesia dentária, os dentes adjacentes podem ficar impactados devido à falta de espaço criado pelo dente em falta. Os caninos superiores são normalmente afectados pela impactação, especialmente quando os dentes vizinhos estão ausentes ou malformados, o que pode perturbar a relação oclusal normal e exigir intervenção ortodôntica para correção.(Figura-9)

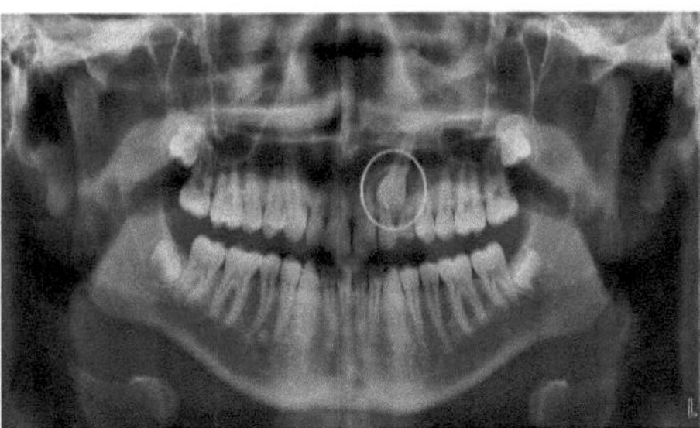

Figura-9: Impactação de dentes (canino maxilar)

Infra-oclusão dos dentes decíduos:

A infraoclusão, ou dentes decíduos submersos, refere-se aos dentes decíduos que aparecem mais baixos na arcada dentária do que os dentes adjacentes. Essa anomalia pode ocorrer quando as raízes dos dentes decíduos não reabsorvem adequadamente, resultando em erupção incompleta e submersão abaixo da linha da gengiva. A infraoclusão dos dentes decíduos pode ocorrer em associação com a agenesia dentária, particularmente quando os sucessores permanentes estão ausentes, levando a discrepâncias oclusais e problemas funcionais. (Figura-10)

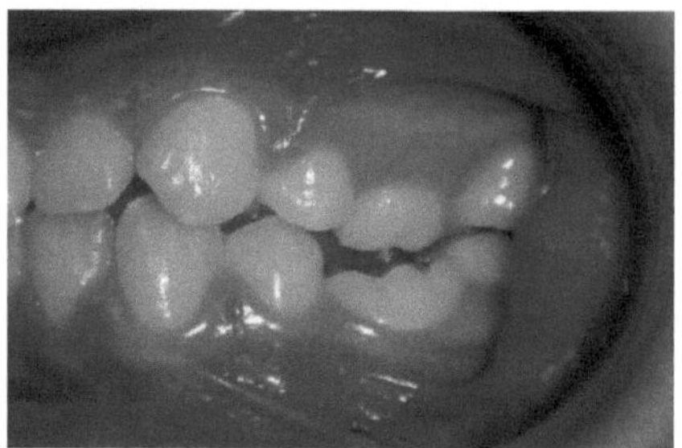

Figura-10: Infra-oclusão dos dentes decíduos

Incisivos laterais em forma de pino:

Os incisivos laterais em forma de cavilha são caracterizados por uma morfologia de coroa reduzida ou pontiaguda, semelhante a uma cavilha. Esta anomalia ocorre frequentemente como resultado de perturbações do desenvolvimento durante a formação dos dentes, incluindo agenesia dentária, especialmente envolvendo incisivos centrais adjacentes ausentes. Os incisivos laterais em forma de pino podem necessitar de tratamento restaurador ou intervenção ortodôntica para melhorar a estética e restaurar a função oclusal adequada. (Figura-11)

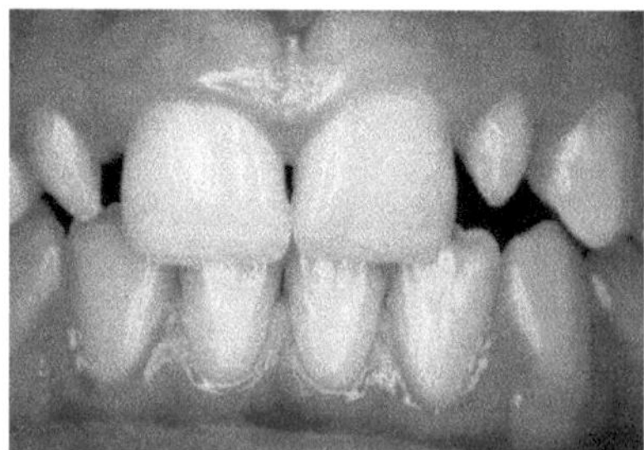

Figura-11: Incisivo lateral em forma de pino

Dentes decíduos retidos:

Os dentes decíduos retidos referem-se aos dentes de leite que permanecem na cavidade oral para além do seu período normal de esfoliação. Quando os sucessores permanentes estão ausentes devido à agenesia dentária, os dentes decíduos retidos podem persistir na arcada dentária, levando a discrepâncias oclusais, má oclusão e problemas funcionais, se não forem devidamente tratados. (Figura-12)

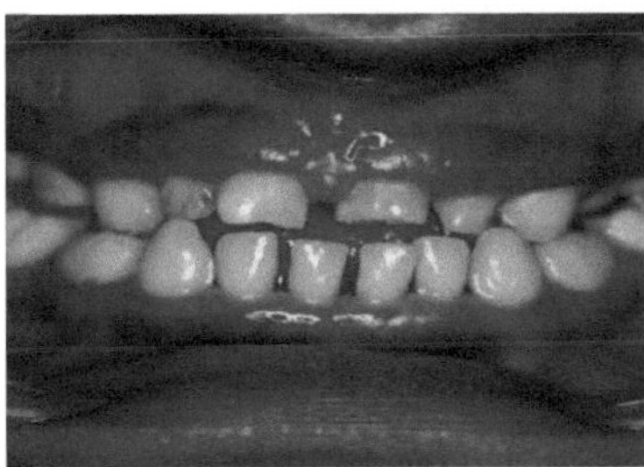

Figura-12: Dentes decíduos retidos

Microdontia:

A microdontia é uma condição caracterizada por dentes anormalmente pequenos em relação ao tamanho da arcada dentária. Pode ocorrer como resultado de factores genéticos ou distúrbios de desenvolvimento durante a formação dos dentes, incluindo agenesia dentária, especialmente quando os dentes adjacentes compensam os dentes em falta exibindo um tamanho reduzido. Pode afetar a estética e a função oclusal, necessitando de tratamento restaurador ou intervenção ortodôntica para sua correção. (Figura-13)

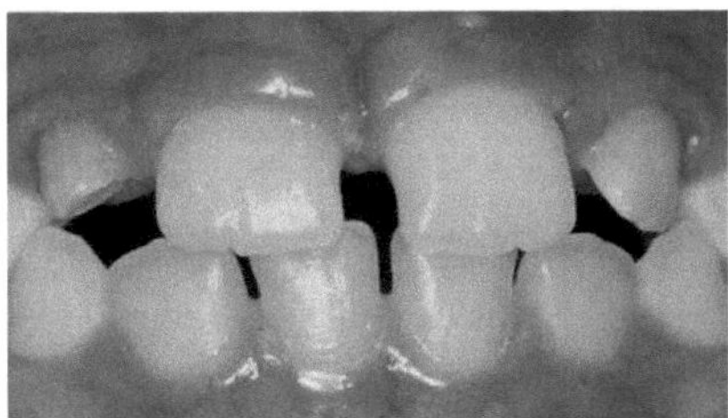

Figura-13: Microdontia

Transposição:

A transposição dentária refere-se à troca anormal de posição de dois dentes adjacentes dentro da arcada dentária. Pode ocorrer quando há uma perturbação na sequência normal da erupção dentária ou quando os dentes são deslocados congenitamente, muitas vezes associada a agenesia dentária. Pode levar a um alinhamento dentário e relações oclusais aberrantes, necessitando de tratamento ortodôntico para correção e alinhamento dos dentes afetados. (Figura-14)

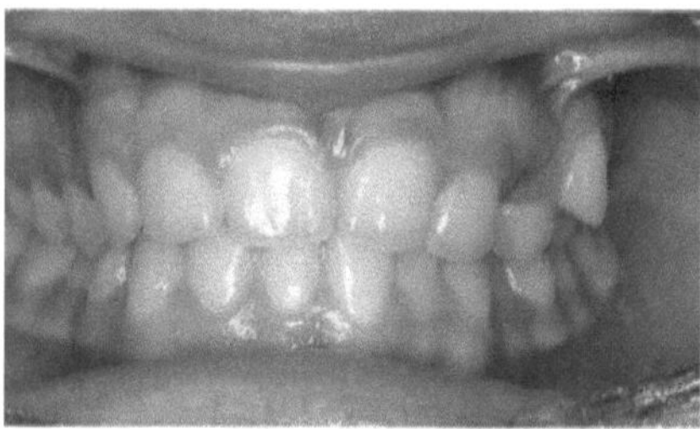

Figura-14: Transposição

Taurodontismo:

O taurodontismo é uma anomalia dentária caracterizada pelo alongamento do corpo do dente e por uma câmara pulpar verticalmente alongada. Pode ocorrer como resultado de um desenvolvimento alterado da estrutura da raiz do dente durante a formação do dente, potencialmente associado a agenesia dentária. Pode afetar a relação oclusal e requer uma gestão cuidadosa para resolver problemas funcionais e estéticos associados aos dentes afectados.

Estas anomalias oclusais e dentárias associadas à agenesia dentária sublinham a importância da deteção precoce e de um tratamento abrangente para resolver problemas funcionais, estéticos e oclusais em indivíduos afectados pela agenesia dentária. Uma abordagem multidisciplinar, envolvendo dentistas, ortodontistas e protéticos, pode ser necessária para proporcionar ótimos resultados de tratamento e melhorar a saúde bucal e a qualidade de vida dos indivíduos afetados[7] . (Figura-15)

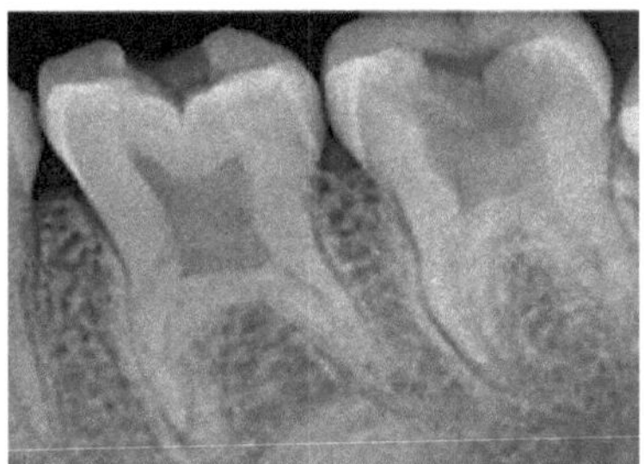

Figura 15: Taurodontismo

TABELA-6 Casos relatados de anomalias oclusais e dentárias associadas à agenesia dentária

Anomalia	Prevalência	Autor
Incisivos cónicos	8.9%	Lai e Seow (1989)
Esmalte hipoplásico	11%	Baccetti (1998)
Impactação de dentes (caninos superiores)	5.2-16%	Garib et al. (2009) Baccetti (1998) Al-Abdallah et al (2015)
Infra-oclusão dos dentes decíduos (agenesia dos pré-molares permanentes)	15-65.7%	Baccetti (1998)
Incisivos laterais em forma de pino	18-46.7%	Baccetti (1998) Garib et al. (2010) Al-Abdallah et al (2015)
Dentes decíduos retidos	Até 60%.	Al-Abdallah et al (2015)
Coroa e raiz de tamanho reduzido (microdontia)	20.6%	Garib et al. (2009)
Transposição	4.7%	Al-Abdallah et al (2015)
Taurodontismo	Até 38%	Kim e Lai (1989)

De acordo com Becker et al (1984), as anomalias expostas dos caninos deslocados palatalmente (PDC) podem ser classificadas de acordo com duas teorias:

1. Teoria da orientação e teoria genética: Esta teoria sugere que o caminho de erupção de um dente canino é influenciado pela posição e morfologia dos dentes adjacentes, particularmente o incisivo lateral e o primeiro pré-molar. Em processos de erupção normais, o canino move-se distal e mesialmente em direção à sua posição final. No entanto, anormalidades na posição ou morfologia dos dentes adjacentes podem alterar a trajetória de erupção, levando a uma erupção ectópica.

2. Teoria genética: Esta teoria sugere que variações ou mutações em genes específicos podem predispor os indivíduos às PDCs, sugerindo que os factores genéticos desempenham um papel significativo no desenvolvimento desta anomalia dentária[76] .

CAPÍTULO-9
A AGENESIA DENTÁRIA COMO INDICADOR DE RISCO DE NEOPLASIA EM ADULTOS

A agenesia dentária (AT), frequentemente associada a problemas dentários, pode ter implicações mais vastas para a saúde. O estudo Muhlebner A 2019 encontrou ligações entre malformações do desenvolvimento e uma maior probabilidade de desenvolver doenças específicas, como neoplasias, numa fase posterior da vida. O estudo é crucial para investigar se os indivíduos com agenesia dentária têm maior probabilidade de desenvolver neoplasias devido a potenciais ligações bioquímicas e de desenvolvimento[77] . As anomalias genéticas em determinados genes estão intimamente associadas à agenesia dentária e a características sistémicas como o cancro colorrectal, o cancro do ovário e o cancro do pulmão.

1. Cancro colorrectal:-

O cancro colorrectal (CCR) pode ser influenciado por factores genéticos e as mutações em determinados genes podem predispor os indivíduos para esta doença. Um desses genes é o AXIN2, que codifica a proteína inibidora do eixo 2. As mutações no AXIN2 têm sido associadas a casos familiares e esporádicos de CCR. Aqui está uma explicação sobre como as mutações no gene AXIN2 podem contribuir para o cancro colorrectal:

Desregulação da Via de Sinalização Wnt: A AXIN2 desempenha um papel crucial na regulação da via de sinalização Wnt, que está envolvida em vários processos celulares, incluindo a proliferação, diferenciação e sobrevivência das células. Nas células normais, a AXIN2 ajuda a controlar a atividade da β-catenina, um componente-chave da via Wnt. Quando a via Wnt é activada, a β-catenina é estabilizada e transloca-se para o núcleo, onde regula a expressão de genes alvo envolvidos no crescimento e sobrevivência das células. As mutações na AXIN2 podem perturbar este processo de regulação, conduzindo a uma ativação aberrante da via Wnt.

Aumento da proliferação celular e formação de tumores: A sinalização Wnt desregulada devido a mutações na AXIN2 pode promover a proliferação celular descontrolada e a formação de tumores no cólon e no reto. A ativação constitutiva da via Wnt leva à acumulação de β-catenina no núcleo, onde impulsiona a expressão de genes envolvidos na progressão do ciclo celular e no crescimento tumoral. Este aumento da proliferação celular pode contribuir para o desenvolvimento de adenomas colorrectais, que são lesões pré-cancerosas que podem progredir para cancro colorrectal ao longo do tempo.

Suscetibilidade genética ao CCR: Em indivíduos com mutações hereditárias no gene AXIN2, existe um risco acrescido de desenvolver cancro colorrectal. Estas mutações podem ser herdadas de forma autossómica dominante, o que significa que uma mutação numa cópia do gene AXIN2 é suficiente para predispor um indivíduo para o cancro. Além disso, as mutações somáticas no AXIN2 também podem ocorrer espontaneamente durante a vida de um indivíduo, contribuindo para o desenvolvimento do cancro colorrectal esporádico.

Associação com a Polipose Adenomatosa Familiar (PAF): As mutações no gene AXIN2 têm sido implicadas na polipose adenomatosa familiar (PAF), uma síndrome hereditária de cancro colorrectal caracterizada pelo desenvolvimento de numerosos adenomas colorrectais no cólon e no reto. Nos indivíduos com PAF, as mutações germinativas no gene APC são a principal causa da doença, mas foram identificadas mutações no gene AXIN2 num subconjunto de doentes com sintomas semelhantes aos da PAF. Estas mutações podem exacerbar ainda mais a sinalização Wnt desregulada e contribuir para a formação de adenomas colorrectais[78] .

2. Cancro do ovário: Os padrões de expressão de certos genes associados ao desenvolvimento dos dentes, tais como MSX1, PAX9 e BARX1, em células tumorais do sistema reprodutor feminino sugerem uma potencial ligação entre as doenças dos ovários e a agenesia dentária.

Expressão de MSX1: O MSX1 é um fator de transcrição envolvido no desenvolvimento dos dentes, tendo-se verificado que a sua sobreexpressão reduz o desenvolvimento de células cancerígenas do ovário. Por outro lado, a ausência de MSX1 é comum no ovário humano e noutras doenças malignas. Esta falta de expressão do MSX1 também é observada em casos de oligodontia, afectando principalmente os dentes posteriores. Além disso, foi detectada uma deficiência de MSX1 em linhas celulares de cancro epitelial do ovário, o que sugere um papel potencial da MSX1 na patogénese do cancro do ovário.

Expressão de BARX1: BARX1 é outro fator de transcrição expresso durante o desenvolvimento dos dentes. Está envolvido na regulação das interacções entre o mesênquima dentário e o epitélio. A desregulação da expressão de BARX1 foi observada no cancro epitelial do ovário. Embora o BARX1 seja normalmente expresso no dente em desenvolvimento, a sua expressão aberrante em células de cancro do ovário sugere um papel potencial na tumorigénese no sistema reprodutor feminino.

Estas descobertas implicam que a desregulação de genes envolvidos no desenvolvimento dentário, como o MSX1 e o BARX1, pode contribuir para o desenvolvimento ou progressão de doenças do ovário, incluindo o cancro do ovário. Os padrões de expressão partilhados destes genes, tanto no desenvolvimento dentário como nos tumores malignos do ovário, realçam as intrincadas ligações moleculares entre os tecidos dentários e reprodutivos[79] .

3. Cancro do pulmão:

No estudo de Raunch em 2006, utilizaram a análise de microarray assistida por MIRA (Methylated-CpG Island Recovery Assay) para investigar os padrões de metilação do ADN em células de cancro do pulmão. Observaram uma metilação frequente de genes que contêm homeodomínios nestas células cancerígenas. Os homeodomínios são domínios específicos de ligação ao ADN encontrados em factores de transcrição que desempenham papéis fundamentais na regulação de vários processos celulares, incluindo o desenvolvimento e a diferenciação. Quando estes genes sofrem uma metilação anormal, podem perturbar a sua função normal e contribuir para o desenvolvimento e progressão do cancro.

Ao comparar os padrões de metilação das células cancerígenas do pulmão com os das células pulmonares normais, o estudo pretendia identificar as diferenças associadas ao cancro. As alterações de metilação nos genes que contêm homeodomínios podem potencialmente servir de biomarcadores para o diagnóstico e o prognóstico do cancro do pulmão. A compreensão destas alterações epigenéticas pode também fornecer informações sobre os mecanismos moleculares subjacentes ao desenvolvimento do cancro do pulmão, abrindo caminho para o desenvolvimento de terapias orientadas ou abordagens de medicina de precisão para o tratamento desta doença[80] .

CAPÍTULO-10
DIAGNÓSTICO

O diagnóstico da agenesia dentária (AT) é um aspeto crucial da avaliação dentária e do planeamento do tratamento. A AT pode afetar a função, a estética e a saúde oral geral dos indivíduos afectados. A deteção precoce e o diagnóstico exato da AT são essenciais para a implementação de estratégias de tratamento adequadas para resolver os problemas funcionais e estéticos associados à falta de dentes[17].

A AT pode ser diagnosticada através de

1. Exame clínico
2. Exame radiográfico
3. Testes genéticos

1) **Exame clínico:** Envolve um exame minucioso para identificar dentes em falta ou malformados. Inclui:

    a. Histórico do paciente: A história médica e dentária do paciente deve ser cuidadosamente examinada, incluindo quaisquer anomalias de desenvolvimento conhecidas, história familiar de agenesia dentária ou síndromes genéticas ligadas à falta de dentes.

    b. Inspeção visual: Recomenda-se uma inspeção visual da dentição do paciente para identificar dentes em falta ou malformados. Isto envolve a utilização de um espelho dentário e iluminação adequada para visualizar todas as áreas da cavidade oral, examinando os espaços entre os dentes e observando os dentes decíduos e os padrões de erupção.

    c. Palpação: A AT pode ser identificada através da palpação das arcadas dentárias e da gengiva. Ajuda a identificar dentes em falta ou impactados e avalia o tamanho e a forma dos botões dentários[81].

2) **Avaliação radiográfica:** Desempenha um papel crucial no diagnóstico e tratamento da agenesia dentária. Em caso de ausência clínica de dentes na cavidade oral para além do tempo estipulado para a sua erupção, deve ser efectuado um exame radiográfico para confirmar a AT. Ele inclui:

a) Radiografia panorâmica (radiografia panorâmica): As radiografias panorâmicas são utilizadas para fornecer uma visão abrangente de toda a dentição, incluindo dentes irrompidos e não irrompidos. Ajudam a visualizar a presença de dentes, a avaliar o tamanho e a forma dos botões dentários e a avaliar a posição dos dentes impactados. Este método de imagiologia é particularmente útil para identificar dentes em falta.

b) Radiografias periapicais: As radiografias periapicais são utilizadas para visualizar dentes individuais e as suas estruturas de suporte, avaliar a presença ou ausência de dentes, avaliar o desenvolvimento dos botões dentários e identificar anomalias dentárias. Estas imagens de alta resolução orientam o planeamento do tratamento da agenesia dentária.

c) Tomografia computorizada de feixe cónico (CBCT): As imagens de CBCT oferecem vistas tridimensionais de alta precisão dos dentes e das estruturas circundantes, ajudando os dentistas a visualizar as relações entre os dentes, a avaliar os dentes impactados e a avaliar a morfologia óssea. É particularmente útil em casos complexos de agenesia dentária ou para medições precisas e detalhes anatómicos para o planeamento do tratamento[82].

3) **Testes genéticos:** Para um teste definitivo a nível genético, podem ser efectuados testes genéticos. Se houver suspeita de uma condição genética relacionada com a agenesia dentária, os dentistas podem sugerir testes genéticos. Isto envolve uma análise à saliva ou ao sangue para identificar mutações específicas ou anomalias no ADN do doente, que podem estar relacionadas com o desenvolvimento dos dentes[83]

.

Caso -1

O paciente procurou o nosso Departamento de Odontopediatria e Medicina Dentária Preventiva com a queixa principal de falta de dentes na região superior do dente da frente desde há 2 meses.

Nome - Subshamita

Idade/Sexo- 13/F

N.º dc OPD - 3998

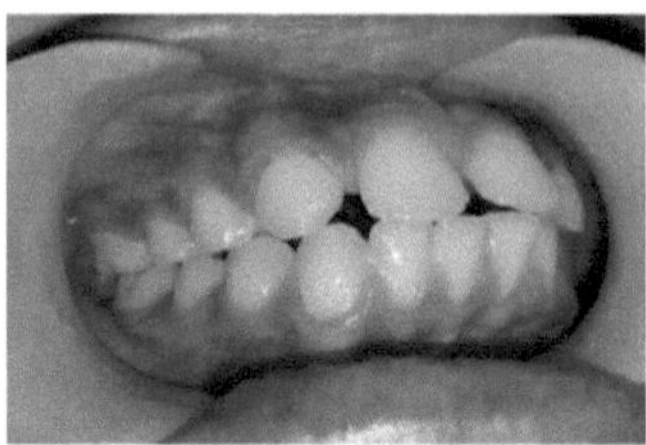

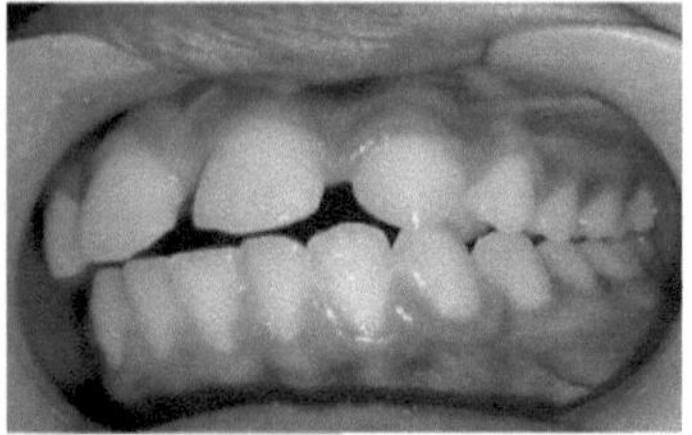

Figura -16: Mostra o espaço na região do dente superior direito entre o central e o canino

Figura -17: Mostra o espaço na região do dente superior esquerdo entre o central e o canino

No exame radiográfico:

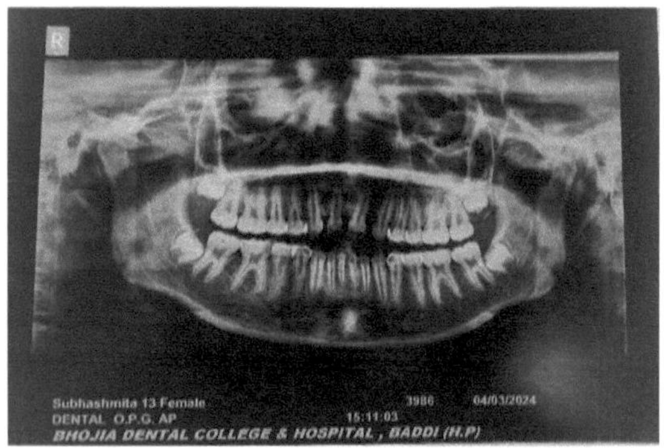

Figura -18: Ao exame radiográfico, há agenesia dos incisivos laterais, ou seja, 12, 22

Interpretação:

No exame intra-oral

Dentes presentes: 11,13,14,15,16,17,21,23,24,25,26 e 27 (Figuras 16 e 17). O diagnóstico foi incompleto sem um exame radiográfico. O paciente é aconselhado a fazer uma OPG.

No exame radiográfico

Chegámos ao diagnóstico definitivo de que existe agenesia dos incisivos laterais, ou seja, 12 e 22 (Figura 18).

CAPÍTULO-11
PLANEAMENTO DO TRATAMENTO NA AGENESIA DENTÁRIA

A agenesia dentária (AT), uma condição que afecta a saúde física e emocional, requer uma abordagem multidisciplinar envolvendo cirurgiões orais e maxilofaciais, odontopediatras, protésicos, ortodontistas, especialistas em dentisteria restauradora, terapeutas da fala e psicólogos[84]. O tratamento deve ser iniciado durante a adolescência. Pode ser classificado em duas categorias:

1. Tratamento da agenesia dos dentes decíduos: -

As opções de tratamento para a agenesia de dentes decíduos dependem de vários factores, como o número de dentes em falta, a idade da criança, a presença de sucessores permanentes e a saúde dentária geral[19].

Quando faltam dentes decíduos congenitamente, as estratégias de tratamento centram-se na manutenção do desenvolvimento adequado da arcada dentária, na preservação do espaço para a erupção dos dentes permanentes e na garantia de uma saúde oral óptima. Nos casos de agenesia isolada de dentes decíduos, em que apenas um ou alguns dentes decíduos estão ausentes e os sucessores permanentes estão presentes, a abordagem de tratamento pode envolver a monitorização da erupção dos dentes permanentes e intervir, se necessário, para os orientar para um alinhamento adequado[85]. Os mantenedores de espaço, como os mantenedores de espaço unilaterais ou bilaterais, podem ser recomendados para evitar a perda de espaço e manter o espaço adequado para a erupção dos dentes permanentes na ausência dos dentes decíduos. Estes aparelhos são dispositivos feitos à medida, concebidos para manter o espaço deixado pelo dente primário em falta até que o sucessor permanente esteja pronto para erupcionar. Em casos de falta de vários dentes decíduos ou agenesia bilateral, um plano de tratamento abrangente pode incluir uma combinação de mantenedores de espaço, intervenção ortodôntica e, possivelmente, reabilitação protética para garantir o alinhamento dentário, a oclusão e a estética adequados. O tratamento ortodôntico pode ser iniciado durante a fase de dentição mista para resolver quaisquer problemas de má oclusão ou de espaçamento causados pela ausência de dentes decíduos e para orientar a erupção dos dentes permanentes para as suas posições correctas. As opções protéticas, como as próteses parciais removíveis, podem ser consideradas para a reabilitação estética e funcional nos casos em que a falta de dentes decíduos afecta significativamente a capacidade da criança para falar, mastigar ou sorrir com confiança. Ao longo do processo de tratamento, os check-ups e a monitorização dentária regular são essenciais para avaliar o desenvolvimento dentário, detetar quaisquer complicações precocemente e ajustar o tratamento conforme necessário para promover uma saúde e função oral óptimas[86] . Além disso, a educação do paciente e o envolvimento dos pais são aspectos cruciais do plano de tratamento, uma vez que capacitam os cuidadores a apoiar as práticas de higiene oral da criança, a aderir às consultas dentárias recomendadas e a tomar decisões informadas relativamente aos seus cuidados dentários. Ao tratar a agenesia dos dentes decíduos através de uma abordagem abrangente e multidisciplinar adaptada às necessidades individuais da criança, os profissionais de medicina dentária podem ajudar a garantir resultados favoráveis a longo prazo e promover uma vida inteira de saúde e bem-estar oral[87] .

2. **Tratamento da agenesia de dentes permanentes:** - O tratamento deve ser planeado de acordo com a gravidade, oclusão, tecidos moles, perfil facial, localização do dente em falta, quantidade de osso alveolar, higiene oral, cuidados do paciente, expectativas, comunicação entre o paciente e o dentista e custo do tratamento[17] .

Tratamento da agenesia do segundo pré-molar:- Os dentistas podem identificar a agenesia do segundo pré-molar acedendo a informações clínicas e radiográficas que envolvem o exame visual, a palpação e a imagiologia radiográfica.

- Exame visual - Comece por inspecionar visualmente a dentição do doente. Procure sinais de falta de dentes, como lacunas ou espaços na arcada dentária onde o segundo pré-molar deveria estar localizado. Observe quaisquer discrepâncias no tamanho ou forma dos dentes em comparação com os dentes adjacentes, o que pode indicar uma ausência congénita.

- Palpação: Utilizar a palpação suave para sentir ao longo da arcada dentária quaisquer proeminências ósseas ou irregularidades que possam sugerir a presença de um dente não irrompido. Preste atenção à presença ou ausência do contorno da coroa e a quaisquer sinais de erupção, tais como inchaço ou sensibilidade da mucosa.

- Imagens Radiográficas: As radiografias são essenciais para confirmar a ausência de um segundo pré-molar permanente e avaliar a posição e o estágio de desenvolvimento do dente dentro do osso alveolar. As seguintes técnicas radiográficas são normalmente utilizadas: radiografia panorâmica, radiografias periapicais e tomografia computorizada de feixe cónico (CBCT)[88] .

Fechamento do espaço da agenesia do 2º pré-molar inferior por:-

- A extração e o encerramento espontâneo são uma abordagem conservadora para gerir a ausência do segundo pré-molar inferior. Este método implica a remoção precoce do molar decíduo, normalmente antes dos 11 anos de idade, antes da erupção do segundo molar definitivo, facilitando o fecho natural do espaço resultante. O momento da extração é crucial, garantindo que o segundo pré-molar permanente esteja realmente ausente e permitindo tempo suficiente para que os dentes adjacentes migrem e ocupem o espaço vago. Esse fechamento espontâneo depende das forças eruptivas inerentes presentes na arcada dentária, com os dentes vizinhos se deslocando gradualmente para preencher o espaço deixado pelo molar decíduo extraído[89] .

- A hemisecção do molar decíduo apresenta uma abordagem estratégica para o tratamento da agenesia do segundo pré-molar inferior. Essa técnica envolve um processo de duas etapas, com o objetivo de facilitar a mesialização espontânea dos dentes adjacentes, mantendo a ancoragem do molar e preservando a estética do perfil facial. Inicialmente, a parte distal do molar decíduo é hemiseccionada, criando espaço e incentivando o movimento natural para frente dos dentes permanentes vizinhos. Essa mesialização controlada evita a inclinação excessiva ou a versão do primeiro molar definitivo, garantindo uma oclusão estável e a harmonia facial. Após a mesialização espontânea, a parte mesial do molar decíduo é extraída num segundo passo, permitindo o fecho completo do espaço edêntulo. Esta abordagem por etapas permite aos clínicos gerir eficazmente a perda de ancoragem dos molares, minimizando os efeitos adversos no perfil facial ou nas relações oclusais[90] .

- A extração seguida do método de encerramento ortodôntico consiste na extração do segundo molar decíduo antes da erupção do segundo molar permanente. A razão por detrás desta extração inicial é criar espaço na arcada dentária, facilitando o movimento ortodôntico subsequente. Após a remoção do molar decíduo, é realizada uma avaliação ortodôntica para avaliar a viabilidade do fechamento e garantir o alinhamento adequado dos dentes adjacentes[91] .

Retenção dos espaços de agenesia do 2º pré-molar inferior por :-

- A manutenção de molares decíduos intactos envolve uma abordagem conservadora para gerir a ausência de dentes permanentes na arcada dentária. Neste método, em vez de extrair o segundo molar decíduo, este é mantido na sua posição original. Ao manter o molar decíduo intacto, o espaço deixado pelo pré-molar permanente ausente é mantido dentro da arcada dentária. Esta retenção do molar decíduo tem vários objectivos: preserva a relação oclusal existente, mantém o espaço para a potencial erupção dos dentes permanentes no futuro e evita a necessidade de intervenções ortodônticas ou protéticas imediatas. Para além disso, a retenção do molar decíduo ajuda a estabilizar os dentes adjacentes e a prevenir potenciais deslocamentos ou desalinhamentos.

- A manutenção do molar decíduo em infra-oclusão envolve uma abordagem conservadora com o objetivo de gerir a ausência de dentes permanentes, preservando as estruturas dentárias existentes. A infra-oclusão refere-se a uma condição em que o molar decíduo está submerso ou parcialmente erupcionado, resultando na sua posição inferior em relação aos dentes adjacentes. Neste método, em vez de extrair o molar decíduo, este é retido apesar do seu estado de infra-oclusão. Esta retenção permite a preservação do espaço deixado pelo pré-molar permanente em falta na arcada dentária. Enquanto o molar decíduo permanece em infra-oclusão, serve como um espaço de reserva, mantendo o espaço necessário para a potencial erupção de dentes permanentes no futuro.

- A extração do molar decíduo envolve uma abordagem proactiva para gerir a ausência de dentes permanentes, optimizando simultaneamente a integridade da arcada dentária. Neste método, o segundo molar decíduo é intencionalmente extraído, criando um espaço vago na arcada dentária onde o segundo pré-molar permanente deveria estar idealmente situado. Ao remover o molar decíduo, o espaço deixado para trás é preservado, permitindo potenciais intervenções ortodônticas ou protéticas no futuro. A extração do molar decíduo assegura que o espaço destinado ao pré-molar permanente permanece desobstruído, evitando que o dente decíduo impeça a erupção ou o alinhamento dos dentes permanentes adjacentes. Esta medida proactiva facilita o desenvolvimento e alinhamento dentário adequado, minimizando o risco de má oclusão ou sobrelotação na área afetada[92] .

Tratamento da agenesia do incisivo lateral superior: - No diagnóstico e planeamento de casos com ausência congénita dos incisivos laterais superiores, devem ser observados e considerados vários critérios-chave para garantir resultados de tratamento óptimos:

1. Exame clínico: É essencial um exame clínico completo da dentição do paciente, incluindo a presença ou ausência de incisivos laterais superiores. Este exame deve também avaliar o alinhamento dos dentes adjacentes, a presença de espaçamento ou apinhamento e quaisquer movimentos dentários compensatórios.

2. Avaliação Radiográfica: Radiografias, tais como radiografias periapicais ou panorâmicas, devem ser obtidas para confirmar a ausência de incisivos laterais superiores e avaliar o desenvolvimento e a posição dos dentes adjacentes, raízes e osso alveolar.

3. Avaliação da arcada dentária: A forma geral e a simetria da arcada dentária devem ser avaliadas para determinar o impacto da falta dos incisivos laterais na harmonia oclusal, na largura da arcada e na estética.

4. Avaliação esquelética: A avaliação da relação esquelética entre a maxila e a mandíbula é crucial para identificar quaisquer discrepâncias esqueléticas subjacentes, como a deficiência maxilar ou a protrusão mandibular, que possam influenciar o planeamento do tratamento.

5. Saúde periodontal: O estado periodontal dos dentes adjacentes e dos tecidos circundantes deve ser avaliado para assegurar a presença de um ambiente periodontal saudável para quaisquer intervenções ortodônticas ou protéticas planeadas.

6. Considerações estéticas: A avaliação estética, incluindo a linha do sorriso do paciente, o contorno dos lábios e a exposição gengival, deve ser cuidadosamente considerada para obter uma harmonia facial e resultados estéticos óptimos.

7. Análise Funcional: A avaliação da função oclusal, incluindo a estabilidade oclusal, as relações interarcos e a orientação do plano oclusal, é essencial para determinar o impacto funcional da falta dos incisivos laterais e orientar o planeamento do tratamento[93] .

Passos para o tratamento da agenesia do incisivo lateral maxilar:-

Fecho de espaços com orientação da erupção: A orientação de Hotz é uma abordagem de tratamento ortodôntico especificamente concebida para gerir casos de agenesia, ou ausência, dos incisivos laterais superiores. Esta técnica tem como objetivo guiar a erupção mesial (para a frente) dos caninos superiores no espaço deixado vago pelos incisivos laterais ausentes. O processo inicia-se com um diagnóstico e uma avaliação exaustivos, incluindo exame clínico e avaliação radiográfica, para confirmar a ausência dos incisivos laterais e avaliar a posição e o desenvolvimento dos dentes adjacentes, nomeadamente dos caninos. Uma vez estabelecido o diagnóstico, é elaborado um plano de tratamento ortodôntico. Os botões ou braquetes palatinos são colados nas superfícies palatinas dos caninos superiores para servirem de pontos de ancoragem para o aparelho ortodôntico. Os aparelhos fixos ou alinhadores transparentes são então utilizados para aplicar forças suaves e controladas aos caninos, guiando-os mesialmente para o espaço anteriormente ocupado pelos incisivos laterais. Ao longo do processo de tratamento, é feita uma monitorização e ajustes cuidadosos para garantir que os caninos se movem corretamente e se alinham adequadamente na arcada dentária. É dada especial atenção às considerações estéticas para obter um sorriso natural e harmonioso. Uma vez que os caninos tenham sido guiados para a posição desejada, podem ser utilizadas medidas de retenção, tais como retentores fixos ou amovíveis, para manter os resultados e evitar qualquer recaída. Esta técnica oferece uma solução conservadora e esteticamente agradável para gerir a agenesia dos incisivos laterais superiores. Ao utilizar o potencial de erupção natural dos caninos, este método evita a necessidade de substituição protética e preserva a integridade da arcada dentária[94] .

Função de grupo:- É um conceito oclusal dentário em que os dentes posteriores, principalmente os pré-molares e molares, funcionam coletivamente para distribuir as forças oclusais durante a mastigação e a mordida. Quando um paciente tem incisivos laterais superiores em falta, os restantes dentes, particularmente os pré-molares e molares, têm de compensar a função e a estética em falta. A função de grupo permite que os dentes posteriores distribuam as forças oclusais de forma mais uniforme durante a mastigação, proporcionando estabilidade e eficiência na mastigação.

Nos casos de agenesia dos incisivos laterais superiores, a dinâmica oclusal pode ser afetada. Sem os incisivos laterais, podem ocorrer alterações nas relações oclusais, interferências oclusais e, potencialmente, alterações na função oclusal. A gestão da agenesia dos incisivos laterais superiores no âmbito da função de grupo implica assegurar que os restantes dentes, especialmente os pré-molares e molares, estão a funcionar harmoniosamente para manter uma mastigação eficiente e a estabilidade oclusal. Isto pode exigir tratamento ortodôntico para alinhar os dentes restantes e estabelecer relações oclusais adequadas. As opções protéticas, tais como implantes dentários ou pontes fixas, também podem ser consideradas para substituir os incisivos laterais em falta e restaurar a função oclusal[95] .

CAPÍTULO-12
EFEITO DA AGENESIA DENTÁRIA NA QUALIDADE DE VIDA

A qualidade de vida (QdV) mede a importância de considerar a perspetiva do paciente juntamente com a do clínico quando se avaliam os resultados da doença e do tratamento[96] . Locker D. (2007) definiu a qualidade de vida relacionada com a saúde oral (QVRSB) como o impacto significativo dos distúrbios orais nos aspectos da vida diária, afectando a avaliação global da vida de um indivíduo devido à sua intensidade, frequência ou duração[97] . A agenesia dentária (AT) tem um impacto significativo na qualidade de vida de um indivíduo, incluindo preocupações funcionais e estéticas, bem-estar psicológico, interacções sociais e saúde oral geral. Este efeito multifacetado é avaliado utilizando conhecimentos quantitativos e qualitativos[17] .

1. **Implicações Funcionais**: A presença de agenesia dentária (AT), que se refere à ausência congénita de um ou mais dentes, pode ter implicações funcionais significativas que afectam vários aspectos da saúde oral e do bem-estar geral.

   - **Dificuldade em mastigar:** A ausência de dentes devido à agenesia pode levar a dificuldades na mastigação eficaz dos alimentos. Os dentes desempenham um papel crucial na decomposição dos alimentos em partículas mais pequenas durante o processo de mastigação, o que ajuda na digestão. Quando faltam dentes, os indivíduos podem ter dificuldade em mastigar corretamente os alimentos, o que leva a uma mastigação ineficaz. Isto pode resultar em tempos de refeição mais longos e desconforto durante a alimentação.

   - **Distúrbios da fala:** Os dentes também desempenham um papel na produção da fala, ajudando a articular corretamente os sons. A falta de dentes pode alterar a posição da língua e afetar o fluxo de ar durante a fala, levando a distúrbios da fala, como balbuciar ou dificuldade em pronunciar certas palavras. Isto pode afetar a comunicação e a autoconfiança, especialmente em contextos sociais e profissionais.

   - **Distúrbios da articulação temporomandibular (DTM):** A articulação temporomandibular (ATM) é responsável pelo movimento da mandíbula durante actividades como a mastigação e a fala. A má oclusão, que muitas vezes acompanha a agenesia dentária, pode perturbar o alinhamento e a função correctos da ATM, conduzindo a perturbações da articulação temporomandibular (DTM). Os sintomas de DTM podem incluir dor no maxilar, sons de estalidos ou estalidos no maxilar e dificuldade em abrir ou fechar a boca. Estes sintomas podem causar desconforto e afetar a função do maxilar.

O estudo conduzido por Cheng (2017) lança luz sobre o impacto da agenesia dentária na força de mordida e na eficiência mastigatória. A redução da força de mordida, como observada em indivíduos com agenesia dentária, pode exacerbar ainda mais as dificuldades de mastigação mencionadas anteriormente. A eficiência mastigatória refere-se à capacidade de quebrar os alimentos de forma eficaz durante a mastigação. Quando a força de mordida é reduzida devido à agenesia dentária, os indivíduos podem compensar alterando os seus padrões de mastigação ou evitando certos tipos de alimentos que requerem mais força para mastigar. Isto pode levar a restrições alimentares e limitações nas escolhas alimentares, afectando potencialmente a ingestão nutricional. O efeito cumulativo destas deficiências funcionais pode ter um impacto significativo na qualidade de vida de um indivíduo. A dificuldade em mastigar e as perturbações da fala podem afetar as interacções sociais e a autoestima, enquanto as perturbações da articulação temporomandibular podem causar dor e desconforto crónicos. Além disso, as restrições alimentares resultantes da redução da eficiência mastigatória podem afetar a ingestão nutricional, conduzindo potencialmente a deficiências em nutrientes essenciais e a um comprometimento global da saúde[98] .

2. **Preocupações estéticas:** As implicações estéticas da agenesia dentária (AT) vão para além das limitações funcionais e podem afetar profundamente a autoestima, a imagem corporal e o bem-estar psicológico de um indivíduo.

- **Sorriso e aspeto facial:** Os dentes desempenham um papel crucial na definição da aparência do sorriso e da estética facial. A ausência de dentes devido a agenesia pode resultar em lacunas ou espaços visíveis na arcada dentária, alinhamento irregular dos dentes e assimetria, o que pode diminuir a atratividade geral do sorriso e do perfil facial. Estas preocupações estéticas podem ser particularmente proeminentes na região anterior da boca, onde os dentes em falta são mais visíveis durante as interacções sociais e o sorriso.

- **Autoconsciência e retraimento social:** Os indivíduos com agenesia dentária podem sentir uma maior auto-consciência e embaraço em relação à sua aparência dentária. Podem evitar sorrir ou rir abertamente em situações sociais para esconder as suas anomalias dentárias, levando ao retraimento social e evitando interacções sociais. A perceção das imperfeições dentárias pode criar uma barreira à formação de relações significativas e à participação plena em actividades sociais, afectando a qualidade de vida em geral.

- **Sofrimento psicológico:** A insatisfação estética resultante da agenesia dentária pode contribuir para o sofrimento psicológico, incluindo sentimentos de inadequação, embaraço e baixa autoestima. As percepções negativas da aparência dentária podem levar a uma autoimagem negativa e a uma diminuição da auto-confiança. O sofrimento psicológico associado à estética dentária pode afetar vários aspectos da vida diária, incluindo as relações interpessoais, o desempenho académico ou profissional e a saúde mental geral.

- **Percepções negativas de atratividade:** As preocupações estéticas relacionadas com a agenesia dentária podem influenciar a forma como os indivíduos percepcionam a sua atratividade geral e como acreditam que os outros os percepcionam. As auto-percepções negativas de atratividade podem exacerbar os sentimentos de insatisfação com a própria aparência, levando a um ciclo de auto-fala negativa e ruminação. Esta mentalidade negativa pode afetar o bem-estar geral e impedir o crescimento e a realização pessoal[99].

3. **Impacto psicológico:.** O estudo realizado por Halonen H em 2018 lança luz sobre a forma como os factores psicológicos influenciam o comportamento de procura de tratamento e a satisfação com os cuidados dentários entre os indivíduos com AT.

   - **Aumento da Ansiedade e Depressão:** Os indivíduos com AT podem experimentar níveis elevados de ansiedade e depressão devido a preocupações com a sua aparência dentária, autoimagem e aceitação social. A natureza visível das anomalias dentárias pode amplificar os sentimentos de auto-consciência e levar a pensamentos e emoções negativas. A ansiedade e a depressão podem manifestar-se sob a forma de preocupações persistentes com o julgamento social, mau humor e diminuição do interesse pelas actividades diárias.

- **Ansiedade social**: A presença de anomalias dentárias pode contribuir para a ansiedade social, caracterizada pelo medo ou evitamento de situações sociais devido à preocupação com a avaliação negativa por parte dos outros. Os indivíduos podem sentir-se ansiosos por sorrir, falar ou comer em público, receando o ridículo ou a rejeição devido à sua aparência dentária. A ansiedade social pode ter um impacto significativo nas interacções sociais, nas relações e na qualidade de vida em geral.

- **Impacto na autoestima e no sofrimento psicológico**: O AT pode corroer a autoestima e contribuir para o sofrimento psicológico, incluindo sentimentos de inadequação, embaraço e baixa autoestima. As percepções negativas da aparência dentária podem minar a confiança e a auto-confiança, conduzindo a conversas e ruminações negativas. O sofrimento psicológico associado aos TA pode manifestar-se através de uma maior sensibilidade emocional, irritabilidade e dificuldade em lidar com factores de stress.

- **Influência no comportamento de procura de tratamento**: Os factores psicológicos desempenham um papel significativo nas decisões dos indivíduos de procurar tratamento dentário para os AT. O estudo de Halonen sugere que a ansiedade, a depressão e a ansiedade social podem atuar como barreiras à procura de cuidados dentários, uma vez que os indivíduos podem atrasar ou evitar o tratamento devido ao medo de julgamento ou ao desconforto associado aos procedimentos dentários. A perceção do estigma das anomalias dentárias também pode dissuadir os indivíduos de procurar ajuda profissional, exacerbando ainda mais o sofrimento psicológico.

- **Impacto na satisfação com os cuidados dentários**: Os factores psicológicos podem influenciar a satisfação dos indivíduos com os cuidados dentários e os resultados do tratamento. A ansiedade e o medo associados às visitas ao dentista podem comprometer a adesão ao tratamento e a cooperação, conduzindo a resultados inferiores aos ideais e à insatisfação com as intervenções dentárias. A abordagem de factores psicológicos como a ansiedade e a depressão é essencial para promover experiências de tratamento positivas e melhorar a satisfação geral com os cuidados dentários entre os indivíduos com TA[100].

4. **Interacções sociais:** A agenesia dentária (AT) pode, de facto, ter um impacto significativo nas interacções sociais, afectando a confiança, a auto-perceção e a integração social dos indivíduos. Vários factores contribuem para isso:

    - **Evitação social e embaraço:** Os indivíduos com AT podem experimentar evitamento e retração social devido a sentimentos de embaraço ou auto-consciência sobre a sua aparência dentária. Podem evitar sorrir, falar ou envolver-se em actividades sociais que chamem a atenção para os seus dentes, receando ser julgados ou ridicularizados pelos outros. Isto pode levar ao isolamento e à solidão, uma vez que os indivíduos afectados podem abster-se de participar em eventos sociais ou de estabelecer novas relações.

    - **Dificuldade em estabelecer ligações significativas:** A natureza visível das anomalias dentárias pode criar barreiras à criação de ligações significativas com os outros. Os indivíduos com AT podem preocupar-se com a forma como os outros os vêem com base na sua aparência dentária, levando a sentimentos de insegurança e relutância em se abrirem ou serem eles próprios em situações sociais. Este facto pode dificultar o desenvolvimento de amizades e relações românticas, bem como as oportunidades de estabelecer contactos profissionais.

    - **Impacto nas oportunidades de emprego:** As percepções sociais da aparência dentária podem influenciar as oportunidades de emprego e a progressão na carreira. A investigação sugere que os indivíduos com anomalias dentárias visíveis, incluindo a falta de dentes devido à AT, podem ser alvo de discriminação ou preconceito nos processos de contratação. Os empregadores podem subconscientemente associar as imperfeições dentárias a estereótipos negativos ou a suposições sobre competência, profissionalismo e higiene pessoal, limitando potencialmente as perspectivas de emprego e de crescimento na carreira dos indivíduos afectados.

    - **Estigmatização e integração social:** Os indivíduos com problemas dentários, incluindo a AT, podem ser estigmatizados ou marginalizados em ambientes sociais devido às normas sociais e aos padrões de beleza prevalecentes. A perceção da importância de um sorriso perfeito nas interacções sociais pode contribuir para sentimentos de inadequação ou inferioridade entre as pessoas com anomalias dentárias. A estigmatização pode também estender-se a atitudes e percepções sociais mais amplas, influenciando a forma como os indivíduos são tratados ou percepcionados pelos outros e afectando o seu sentimento de pertença e integração social[101] .

5. **Impacto na saúde oral**: A agenesia dentária (AT) pode, de facto, ter um impacto profundo na saúde oral, levando a várias complicações dentárias que requerem uma gestão abrangente para manter a saúde oral geral. Vários factores contribuem para o impacto da AT na saúde oral:

- **Aumento do risco de cárie dentária**: A ausência de dentes devido à agenesia pode criar espaços ou lacunas na arcada dentária, que podem reter partículas de alimentos e placa bacteriana, aumentando o risco de cárie dentária (cárie dentária). Sem uma higiene oral adequada e cuidados preventivos, estas áreas podem tornar-se locais de reprodução de bactérias, levando ao desenvolvimento de cáries nos dentes adjacentes. Os indivíduos com AT podem necessitar de práticas de higiene oral diligentes, incluindo escovagem regular, uso de fio dental e check-ups dentários, para minimizar o risco de cáries dentárias.

- **Risco de doença periodontal**: A AT também pode contribuir para um risco acrescido de doença periodontal (doença das gengivas), particularmente se os dentes em falta não forem substituídos ou se existirem lacunas significativas na arcada dentária. A doença periodontal pode ocorrer quando as bactérias da placa bacteriana e do tártaro se acumulam ao longo da linha da gengiva, levando a inflamação, recessão gengival e eventual perda de dentes. Uma higiene oral adequada, incluindo limpezas profissionais regulares e manutenção periodontal, é essencial para prevenir e gerir a doença periodontal em indivíduos com AT.

- **Má oclusão e alterações oclusais**: A ausência de dentes devido à AT pode perturbar o alinhamento natural dos dentes e a oclusão (mordida), levando à má oclusão (desalinhamento dos dentes) e a alterações oclusais. Podem ocorrer movimentos dentários compensatórios à medida que os dentes adjacentes se deslocam ou se inclinam para os espaços deixados pelos dentes em falta, resultando em discrepâncias oclusais e problemas funcionais. A má oclusão e as alterações oclusais podem contribuir para o desgaste irregular dos dentes, perturbações da articulação temporomandibular (DTM) e dificuldade em mastigar ou falar. O tratamento ortodôntico pode ser necessário para corrigir a má oclusão e restaurar o alinhamento e a função adequados em indivíduos com AT.

- **Gestão dentária abrangente**: A gestão do impacto da AT na saúde oral requer uma abordagem abrangente que aborde tanto os aspectos preventivos como os restauradores dos cuidados dentários. Isto pode incluir exames dentários regulares para monitorizar o estado da saúde oral, intervenções preventivas, como tratamentos com flúor e selantes dentários para prevenir cáries, e tratamentos de restauração, como obturações dentárias, coroas, pontes ou implantes dentários para substituir dentes em falta e restaurar a função e a estética adequadas. O tratamento ortodôntico também pode ser indicado para resolver problemas de má oclusão e oclusão[102] .

CAPÍTULO-13
AVANÇO NA AGENESIA DENTÁRIA E REGENERAÇÃO DENTÁRIA

A agenesia dentária (AT) é uma anomalia de desenvolvimento que causa problemas funcionais e estéticos. Os tratamentos actuais, como implantes dentários e próteses, têm limitações, especialmente para pacientes jovens. As abordagens regenerativas, incluindo células estaminais, factores de crescimento, scaffolds, terapia genética e USAG-1, visam estimular o desenvolvimento dentário nos dentes em falta[103] .

1. Terapias baseadas em células estaminais As terapias baseadas em células estaminais têm um enorme potencial para revolucionar a medicina regenerativa, particularmente no domínio da regeneração dentária. As células estaminais pluripotentes induzidas (iPSCs) e as células estaminais dentárias (DSCs) são dois tipos fundamentais de células estaminais que se revelaram promissoras nesta área.

- **Células estaminais pluripotentes induzidas (iPSCs):** As iPSCs são geradas através da reprogramação de células adultas, como as células da pele ou do sangue, para um estado pluripotente, onde têm a capacidade de se diferenciar em vários tipos de células, incluindo as que se encontram nos dentes. As iPSCs oferecem um fornecimento ilimitado de células para aplicações de engenharia de tecidos sem as preocupações éticas associadas às células estaminais embrionárias. Estas células podem ser orientadas para se diferenciarem em linhagens epiteliais e mesenquimatosas dentárias, reflectindo os processos de desenvolvimento envolvidos na formação dos dentes.

- **Células estaminais dentárias:** As células estaminais dentárias são um tipo de célula estaminal adulta que se encontra em vários tecidos dentários, incluindo a polpa dentária, o ligamento periodontal e o folículo dentário. Estas células possuem a capacidade de se diferenciar em odontoblastos (células que formam a dentina), cementoblastos (células que formam o cemento) e outros tipos de células dentárias. As células estaminais dentárias são particularmente atractivas para a regeneração dentária porque podem ser facilmente obtidas a partir de dentes descartados ou extraídos durante procedimentos dentários de rotina.

As técnicas avançadas, como os sistemas de cultura baseados em andaimes e a suplementação com factores de crescimento, desempenham um papel crucial no reforço da diferenciação e maturação dos tecidos dentários derivados de células estaminais:

- **Sistemas de cultura baseados em andaimes**: Os andaimes fornecem uma estrutura tridimensional que suporta o crescimento e a diferenciação de células estaminais em tecidos funcionais. Estes andaimes imitam o ambiente da matriz extracelular que se encontra nos tecidos naturais e fornecem um suporte mecânico para a fixação, proliferação e diferenciação das células. Os materiais dos andaimes podem ser biocompatíveis e biodegradáveis, permitindo a integração com os tecidos do hospedeiro e a substituição gradual por tecido recém-formado.

- **Suplementação com factores de crescimento**: Os factores de crescimento são moléculas de sinalização que regulam vários processos celulares, incluindo a proliferação celular, a diferenciação e a morfogénese dos tecidos. Ao suplementar as culturas de células estaminais com factores de crescimento específicos, os investigadores podem controlar com precisão a diferenciação das células estaminais em linhagens celulares desejadas, tais como células epiteliais ou mesenquimais dentárias. Os sistemas de administração de factores de crescimento, como as microesferas de libertação sustentada ou os hidrogéis, permitem a libertação controlada de factores de crescimento ao longo do tempo, promovendo o desenvolvimento e a maturação dos tecidos[104]
.

2. **Biomateriais e conceção de andaimes**: Os biomateriais e a conceção dos suportes desempenham um papel fundamental na facilitação da regeneração dentária baseada em células estaminais, proporcionando um ambiente de apoio ao crescimento, diferenciação e formação de tecidos celulares. Estes suportes biomiméticos imitam a matriz extracelular nativa dos tecidos dentários, oferecendo suporte estrutural e orientação para o processo de regeneração. As técnicas avançadas de fabrico, como a impressão 3D e a electrospinning, permitem a

engenharia precisa de arquitecturas de andaimes com propriedades controladas, aumentando a sua eficácia na regeneração dentária.

- **Scaffolds biomiméticos**: Os biomateriais utilizados como suportes para a regeneração dentária são concebidos para se assemelharem à composição e estrutura dos tecidos dentários naturais, tais como a dentina, o esmalte e o ligamento periodontal. Estes suportes biomiméticos proporcionam um microambiente favorável à fixação, proliferação e diferenciação das células estaminais. Ao imitar a matriz extracelular nativa, estes suportes promovem a adesão celular, a migração e a organização dos tecidos, facilitando a regeneração de tecidos dentários funcionais.

- **Suporte estrutural e orientação**: Os scaffolds de biomateriais fornecem suporte estrutural e orientação para a formação de tecidos durante a regeneração de dentes. Servem de estrutura para organizar e alinhar as células em arquitecturas tecidulares específicas, assegurando a organização e funcionalidade adequadas dos tecidos. Os suportes biomiméticos também podem fornecer pistas bioquímicas para regular o comportamento das células e o desenvolvimento dos tecidos, orientando a diferenciação das células estaminais ao longo das vias desejadas.

- **Técnicas avançadas de fabrico**: As técnicas avançadas de fabrico, como a impressão 3D e a electrospinning, permitem um controlo preciso da arquitetura do andaime, da porosidade, das propriedades mecânicas e da cinética de libertação das moléculas bioactivas. A impressão 3D permite a deposição camada a camada de biomateriais para criar estruturas tridimensionais complexas que se assemelham muito aos tecidos naturais. A electrospinning produz scaffolds nanofibrosos com uma elevada área de superfície e poros interligados, facilitando a adesão das células e a troca de nutrientes. Estas técnicas permitem a personalização das propriedades dos suportes para corresponder aos requisitos específicos da regeneração dentária, aumentando a eficácia das terapias baseadas em células estaminais.

- **Libertação controlada de moléculas bioactivas**: Os suportes de biomateriais podem ser concebidos para libertar moléculas bioactivas, como factores de crescimento, citocinas e pequenas moléculas, de forma controlada.

Estas moléculas desempenham um papel fundamental na regulação do comportamento das células estaminais, incluindo a proliferação, a diferenciação e a morfogénese dos tecidos. Ao incorporar moléculas bioactivas em suportes, os investigadores podem controlar com precisão o fornecimento espácio-temporal de sinais, promovendo o desenvolvimento e a maturação dos tecidos ao ritmo e no local desejados[105].

3. **Terapia com Factores de Crescimento**: A terapia com factores de crescimento tem um potencial significativo para promover o desenvolvimento e a regeneração dos dentes, estimulando a diferenciação das células progenitoras dentárias em tecidos dentários funcionais. Os factores de crescimento, como as proteínas morfogenéticas ósseas (BMPs), os factores de crescimento dos fibroblastos (FGFs) e o fator de crescimento transformador beta (TGF-β), desempenham um papel fundamental na orquestração dos processos complexos da morfogénese dentária e da formação de tecidos. Os sistemas de libertação controlada, incluindo hidrogéis e nanopartículas, oferecem um controlo espacial e temporal preciso sobre a libertação de factores de crescimento, optimizando os seus efeitos na regeneração dentária.

- **Papel dos Factores de Crescimento no Desenvolvimento e Regeneração dos Dentes**: Os factores de crescimento são moléculas de sinalização que regulam vários processos celulares, incluindo a proliferação celular, a diferenciação e a morfogénese dos tecidos. Durante o desenvolvimento do dente, as BMPs, FGFs e TGF-β desempenham um papel crítico na coordenação da diferenciação das células progenitoras dentárias em tipos de células especializadas, tais como odontoblastos, ameloblastos e cementoblastos, que são responsáveis pela formação da dentina, esmalte e cemento, respetivamente. Ao imitar as pistas de sinalização natural envolvidas na morfogénese dentária, a administração exógena de factores de crescimento pode estimular a regeneração de tecidos dentários funcionais em dentes danificados ou ausentes.

- **Sistemas de Libertação Controlada para a Libertação de Factores de Crescimento**: Os sistemas de libertação controlada, como os hidrogéis e as nanopartículas, permitem um controlo preciso da libertação espacial e temporal dos factores de crescimento, aumentando a sua eficácia na regeneração dentária. Os hidrogéis são redes tridimensionais de polímeros reticulados que podem encapsular factores de crescimento e libertá-los gradualmente ao longo do tempo em resposta a sinais ambientais, como o pH, a temperatura ou a atividade enzimática. As nanopartículas, incluindo lipossomas, micelas e nanopartículas poliméricas, também podem ser carregadas com factores de crescimento e concebidas para os libertar de forma sustentada no local de ação desejado. Estes sistemas de libertação controlada permitem a libertação orientada de factores de crescimento em regiões específicas do dente ou dos tecidos circundantes, maximizando a sua biodisponibilidade e minimizando os efeitos fora do alvo.

- **Otimização dos efeitos na regeneração dos dentes**: Ao aproveitar os sistemas de libertação controlada, os investigadores podem otimizar os efeitos da terapia com factores de crescimento na regeneração dentária. O controle espacial sobre a liberação do fator de crescimento permite a localização precisa das pistas de sinalização dentro da estrutura do dente, direcionando a diferenciação das células progenitoras dentárias para as linhagens celulares desejadas. O controlo temporal da libertação de factores de crescimento assegura que as pistas de sinalização são fornecidas na fase adequada do desenvolvimento do dente, promovendo a morfogénese e a maturação dos tecidos. Além disso, os sistemas de libertação controlada podem aumentar a estabilidade e a bioatividade dos factores de crescimento, prolongando os seus efeitos e minimizando a degradação ou a perda de função[106].

4. **Técnicas de terapia genética**: As técnicas de terapia genética, particularmente a edição do genoma mediada por CRISPR/Cas9, oferecem uma precisão sem precedentes no controlo dos padrões de expressão genética durante o desenvolvimento e a regeneração dos dentes. Esta abordagem inovadora permite que os investigadores corrijam mutações genéticas ou manipulem factores reguladores, sendo uma promessa significativa para a restauração de dentes em falta e para a resolução de defeitos de desenvolvimento. Vários sistemas de entrega, incluindo vectores virais, nanopartículas e outros veículos, desempenham um papel crucial na facilitação da entrega eficiente de genes terapêuticos a células-alvo no microambiente dentário.

- **Edição do genoma mediada por CRISPR/Cas9**: O CRISPR/Cas9 é uma ferramenta revolucionária de edição do genoma que permite modificações precisas na sequência de ADN das células. Ao tirar partido desta tecnologia, os investigadores podem visar genes específicos envolvidos no desenvolvimento e regeneração dos dentes, quer corrigindo mutações genéticas associadas à agenesia dentária, quer manipulando factores reguladores para promover a formação dos dentes. O CRISPR/Cas9 permite modificações específicas no genoma, oferecendo um controlo sem paralelo sobre os padrões de expressão genética e a função celular.

- **Correção de Mutações Genéticas**: Nos casos em que a agenesia dentária é causada por mutações genéticas, a edição do genoma mediada por CRISPR/Cas9 é promissora para corrigir essas mutações e restaurar o desenvolvimento normal dos dentes. Ao visar com precisão as sequências de genes mutados nas células progenitoras dentárias, os investigadores podem introduzir edições correctivas no genoma, permitindo a produção de dentes funcionais. Esta abordagem oferece uma potencial cura para as doenças genéticas associadas à agenesia dentária, dando esperança aos indivíduos afectados por estas condições.

- **Manipulação de factores reguladores**: Para além da correção de mutações genéticas, as técnicas de terapia genética também podem ser utilizadas para manipular factores reguladores envolvidos no desenvolvimento e regeneração dos dentes. Ao modular a expressão de genes-chave ou vias de sinalização, os investigadores podem aumentar a diferenciação das células progenitoras dentárias em tipos de células especializadas, promover a morfogénese dos tecidos e facilitar a regeneração dos dentes. Esta abordagem permite a manipulação direccionada dos padrões de expressão genética para promover os resultados desejados na formação e regeneração dos dentes.

- **Sistemas de entrega de genes terapêuticos**: A entrega eficiente de genes terapêuticos a células-alvo no microambiente dentário é essencial para o sucesso das técnicas de terapia génica. Os vectores virais, como os vírus adeno-associados (AAVs) e os lentivírus, são sistemas de entrega normalmente utilizados devido à sua capacidade de transduzir eficazmente as células-alvo e de mediar a expressão genética a longo prazo. As nanopartículas, os lipossomas e outros sistemas de entrega não virais oferecem abordagens alternativas para a entrega de genes, proporcionando flexibilidade em termos de dimensão da carga útil, tipo de carga e especificidade da célula-alvo[107].

5. **Direcionar as Vias de Sinalização Molecular**: O direcionamento das vias de sinalização molecular associadas ao desenvolvimento e à regeneração do dente, como as vias Wnt, BMP, Notch e Hedgehog, apresenta uma abordagem promissora para promover a proliferação, a diferenciação e a padronização do tecido dentário. Várias estratégias, incluindo o uso de agentes farmacológicos, inibidores de pequenas moléculas e manipulação genética, podem modular essas vias para melhorar a regeneração dentária. A seleção de componentes específicos destas vias, como o USAG-1, tem-se revelado promissora em estudos pré-clínicos, oferecendo potenciais vias de intervenção terapêutica.

- **Via de Sinalização Wnt**: A via de sinalização Wnt desempenha um papel crítico na regulação de vários aspectos do desenvolvimento do dente, incluindo a proliferação de células epiteliais dentárias, a formação do placode dentário e a morfogénese do dente. A modulação da atividade da sinalização Wnt pode influenciar a diferenciação das células progenitoras dentárias em tipos de células especializadas, como os ameloblastos e os odontoblastos, e promover a regeneração dentária. Os agentes farmacológicos que activam ou inibem a sinalização Wnt, bem como a manipulação genética para atingir componentes específicos da via Wnt, têm sido explorados como estratégias potenciais para melhorar a regeneração dentária.

- **Via de Sinalização BMP**: A via de sinalização BMP é essencial para o desenvolvimento dos dentes e regula a diferenciação das células mesenquimatosas dentárias em odontoblastos, que são responsáveis pela formação da dentina. A manipulação da atividade de sinalização das BMP pode promover a diferenciação dos tecidos dentários e melhorar a regeneração dos dentes. Os inibidores ou activadores de pequenas moléculas da sinalização BMP, bem como as abordagens genéticas que visam os componentes da via BMP, têm sido investigados quanto aos seus potenciais efeitos terapêuticos na regeneração dentária.

- **Via de Sinalização Notch**: A via de sinalização Notch está envolvida na comunicação célula-célula e regula vários aspectos do desenvolvimento do dente, incluindo a determinação do destino das células epiteliais dentárias e a morfogénese do dente. A modulação da atividade de sinalização Notch pode influenciar a proliferação, diferenciação e modelação do tecido dentário. Os agentes farmacológicos que modulam a sinalização Notch, bem como a manipulação genética dirigida aos componentes da via Notch, têm sido explorados como potenciais estratégias para promover a regeneração dentária.

- **Via de Sinalização Hedgehog**: A via de sinalização hedgehog desempenha um papel crucial no desenvolvimento do dente, regulando as interacções epitélio-mesenquimatosas dentárias e a morfogénese do dente. A modulação da atividade da via de sinalização hedgehog pode afetar a proliferação, diferenciação e modelação dos tecidos dentários. Inibidores de pequenas moléculas ou activadores da sinalização Hedgehog, bem como a manipulação genética dirigida aos componentes da via Hedgehog, têm sido investigados quanto aos seus potenciais efeitos terapêuticos na regeneração dentária.

- **Direcionar componentes específicos, como o USAG-1**: O USAG-1 (Uterine Sensitization-Associated Gene-1) é uma proteína segregada que actua como antagonista da via de sinalização BMP. Os estudos pré-clínicos demonstraram que a utilização do USAG-1 como alvo pode aumentar a atividade de sinalização BMP e promover o desenvolvimento e a regeneração dentária. As estratégias destinadas a modular a expressão ou a atividade da USAG-1, como a terapia genética ou a inibição farmacológica, são promissoras para melhorar a regeneração dentária em modelos pré-clínicos[108] .

6. **Utilização de anticorpos USAG-1:** A utilização de anticorpos USAG-1 representa uma abordagem promissora para promover a regeneração dentária, visando os efeitos inibitórios da USAG-1 na sinalização BMP. A USAG-1, uma proteína conhecida por inibir a sinalização BMP através da ligação aos receptores BMP, interfere com processos cruciais envolvidos no desenvolvimento dentário. No entanto, a administração de anticorpos que bloqueiam a USAG-1 pode efetivamente restaurar a sinalização BMP, facilitando assim a regeneração dentária.

Em estudos pré-clínicos realizados por Smith, J., em 2023, foi demonstrada a eficácia dos anticorpos USAG-1 na promoção da regeneração dentária. Ao bloquear os efeitos inibitórios do USAG-1, estes anticorpos foram capazes de aumentar a sinalização BMP, que é essencial para a proliferação, diferenciação e modelação dos tecidos dentários. Como resultado, novos dentes com morfologia e funcionalidade normais foram regenerados com sucesso. A análise histológica efectuada como parte do estudo confirmou a presença de tecidos dentários organizados nos dentes regenerados. Isto incluiu a formação de dentina, esmalte e cemento, indicando uma regeneração bem sucedida dos vários componentes da estrutura dentária. É importante salientar que os dentes regenerados exibiram uma integração perfeita com os tecidos circundantes, sugerindo uma restauração funcional e compatibilidade com o ambiente oral existente.

A utilização de anticorpos USAG-1 oferece várias vantagens como abordagem terapêutica para a regeneração dentária. Ao visar especificamente os efeitos inibitórios do USAG-1 na sinalização BMP, estes anticorpos podem promover processos naturais de desenvolvimento dentário sem a necessidade de procedimentos cirúrgicos invasivos ou factores de crescimento exógenos. Além disso, a restauração da sinalização BMP através do tratamento com anticorpos USAG-1 pode oferecer uma abordagem mais direccionada e controlada em comparação com a administração sistémica de factores de crescimento, minimizando potencialmente os efeitos fora do alvo e melhorando os resultados do tratamento. Em geral, os estudos pré-clínicos efectuados por Smith, J., fornecem provas convincentes da eficácia dos anticorpos USAG-1 na promoção da regeneração dentária. A regeneração bem sucedida de dentes com morfologia, funcionalidade e integração normais com os tecidos circundantes realça o potencial desta abordagem para tratar a perda de dentes e restaurar a função dentária em contextos clínicos. Serão essenciais mais investigações e ensaios clínicos para validar estes resultados e avaliar a segurança e a eficácia da terapia com anticorpos USAG-1 para a regeneração dentária em doentes humanos[103] .

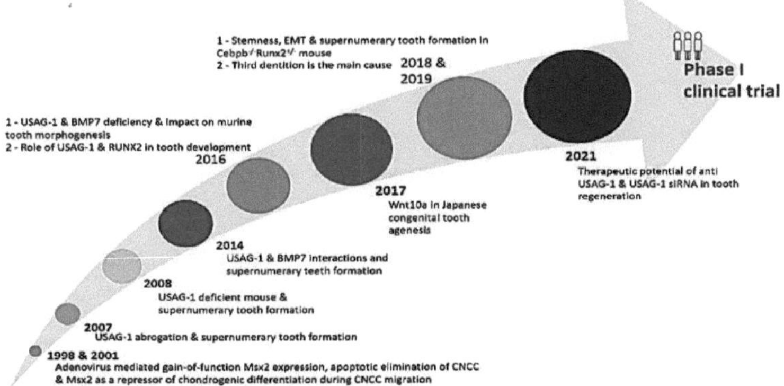

Figura 19: Linha cronológica dos avanços na regeneração dentária no laboratório de Takahashi.

O laboratório de Takahashi fez progressos significativos na compreensão da regeneração dentária e na identificação de factores moleculares associados à agenesia dentária. Estabeleceram um sistema eficiente de entrega de genes utilizando adenovírus recombinantes, o que levou a avanços na regeneração da cartilagem e à identificação do papel da MSX2 nas células da crista neural do crânio. A descoberta de ratinhos com deficiência de USAG-1 e dentes supranumerários em 2007 realçou a importância da atividade das células mesenquimatosas no desenvolvimento dos dentes. Outras pesquisas elucidaram o envolvimento das vias de sinalização BMP e Wnt na formação de dentes supranumerários. A investigação de variantes causais em pacientes japoneses revelou o papel crucial das variantes WNT10A no desenvolvimento do incisivo lateral. A análise funcional de CEBPB e Runx2 demonstrou o seu envolvimento na formação de dentes supranumerários. Estudos subsequentes exploraram a aplicabilidade destes resultados a anomalias dentárias humanas, sugerindo um papel para a terceira dentição na formação de dentes supranumerários. Utilizando anticorpos e siRNA contra USAG-1, demonstraram a regeneração dentária em modelos de ratinhos e estão atualmente a validar a eficácia do tratamento com anticorpos USAG-1 antes de iniciarem um ensaio clínico de fase 1[109].

CAPÍTULO-14
RESUMO E CONCLUSÃO

A agenesia dentária (AT), que afecta tanto a dentição decídua como a permanente, é uma anomalia congénita caracterizada pela ausência de um ou mais dentes. Embora menos comum na dentição decídua, pode ocorrer, envolvendo frequentemente os incisivos inferiores. Na dentição permanente, os segundos pré-molares e os incisivos laterais são frequentemente afectados. A prevalência varia entre as populações e pode ir de 2% a 10%. A AT pode ocorrer esporadicamente ou como parte de uma síndrome, sendo que os factores genéticos desempenham um papel significativo no seu desenvolvimento. Vários genes foram identificados como contribuindo para a agenesia dentária, destacando a complexidade do desenvolvimento dentário. As estratégias de gestão dependem de factores como o número e a localização dos dentes em falta, a idade do paciente e a saúde dentária geral. O tratamento ortodôntico, as substituições protéticas ou os implantes dentários são abordagens comuns para resolver problemas funcionais e estéticos. A deteção e intervenção precoces são essenciais para atenuar as potenciais implicações psicológicas e garantir uma saúde oral e qualidade de vida óptimas para os indivíduos afectados. Em conclusão, a compreensão dos meandros da agenesia dentária, desde a dentição decídua até à permanente, permite abordagens de gestão personalizadas com o objetivo de melhorar tanto a função dentária como o bem-estar do paciente.

REFERÊNCIAS

1. Rathee M, Jain P. Embriologia, Dentes. 2023 Jul 25. Em: StatPearls [Internet]. Treasure Island (FL): StatPearls Publishing; 2024 Jan

2. Yu T, Klein OD. Molecular and cellular mechanisms of tooth development, homeostasis and repair (Mecanismos moleculares e celulares do desenvolvimento, homeostase e reparação dos dentes). Desenvolvimento. 2020 Jan 24;147(2):dev184754.

3. Basson MA. Sinalização na diferenciação celular e morfogénese. Cold Spring Harb Perspect Biol. 2012 Jun 1;4(6):a008151.

4. Bartlett JD. Desenvolvimento do esmalte dentário: proteinases e os seus substratos da matriz do esmalte. ISRN Dent. 2013 Sep 16;2013:684607.

5. Tamgadge, Sandhya & Tamgadge, Avinash & Agre, Bhagyashree. (2021). Ameloblastos na saúde e na doença. Medicina Dentária e Investigação Médica.

6. Grupo Internacional de Nomenclatura Dentária . de La Dure-Molla M, Fournier B P, Manzanares M C. Elementos de morfologia: terminologia padrão para os dentes e classificação de doenças dentárias genéticas. Am J Med Genet A. 2019;179(10):1913-1981.

7. Klein OD, Oberoi S, Huysseune A, Hovorakova M, Peterka M, Peterkova R. Distúrbios do desenvolvimento da dentição: uma atualização. Am J Med Genet C Semin Med Genet. 2013 Nov;163C(4):318-32.

8. Shrestha A, Marla V, Shrestha S, Maharjan IK. Anomalias de desenvolvimento que afetam a morfologia dos dentes - uma revisão. RSBO Revista Sul-Brasileira de Odontologia. 2015;12(1):68-78.

9. Yu T, Klein OD. Molecular and cellular mechanisms of tooth development, homeostasis and repair (Mecanismos moleculares e celulares do desenvolvimento, homeostase e reparação dos dentes). Desenvolvimento. 2020 Jan 15;147(2).

10.	Khan MI, Ahmed N, Neela PK, Unnisa N. A Genética Humana das Anomalias Dentárias. Glob Med Genet. 2022 Feb 25;9(2):76-81.

11.	McKinney R, Olmo H. Distúrbios do Desenvolvimento dos Dentes, Anomalias de Forma e Tamanho. [Atualizado em 2023 Jul 17]. In: StatPearls [Internet]. Treasure Island (FL): StatPearls

12.	Parkin N., Elcock C., Smith R.N., Griffin R.C., Brook A.H. A etiologia da hipodontia: a prevalência, a gravidade e a localização da hipodontia nas famílias. Arch Oral Biol. 2009;54:S52-S56.

13.	Cobourne M.T. Familial human hypodontia-is it all in the genes? Br Dent J. 2007;203:203-208.

14.	Shimizu T, Maeda T. Prevalência e base genética da agenesia dentária. Revista Japonesa de Ciências Dentárias. 2009 May 1;45(1):52-8.

15.	De Coster PJ, Marks LA, Martens LC, Huysseune A. Agenesia dentária: perspectivas genéticas e clínicas. J Oral Pathol Med. 2009. janeiro;38(1):1-17.

16.	Biedziak B, Firlej E, Dąbrowska J, Bogdanowicz A, Zadurska M, Mostowska A. Novos genes candidatos para agenesia dentária não sindrômica identificados usando sequenciamento de próxima geração direcionado. J Clin Med. 2022 Oct 15;11(20):6089

17.	Meade MJ, Dreyer CW. Agenesia dentária: Uma visão geral do diagnóstico, etiologia e gestão. Jpn Dent Sci Rev. 2023 Dez;59:209-218.

18.	Letra A, Chiquet B, Hansen-Kiss E, et al. Visão geral da agenesia dentária não sindrómica. 2021 Jul 22. Em: Adam MP, Feldman J, Mirzaa GM, et al., editores. GeneReviews® [Internet]. Seattle (WA): Universidade de Washington, Seattle; 1993-2024.

19.	Azzaldeen A, Watted N, Mai A, Borbély P, Abu-Hussein M. Agenesia dentária; factores etiológicos. Jornal de Ciências Médicas e Dentárias. 2017;16(1):75-85.

20.	Duke, A., Paterson, M., P. Ashley, M. et al. A base genética da hipodontia no desenvolvimento dentário. Br Dent J 235, 525-528 (2023).

21. M, Brook AH, Ranjitkar S, Townsend GC. Interações compensatórias entre o desenvolvimento dos dentes anteriores maxilares numa amostra de gémeos. Arch Oral Biol. 2019 Jan;97:198-207.

22. Brook AH, Elcock C, al-Sharood MH, McKeown HF, Khalaf K, Smith RN. Further studies of a model for the etiology of anomalies of tooth number and size in humans. Connect Tissue Res. 2002;43(2-3):289-95.

23. Al-Ani AH, Antoun JS, Thomson WM, Merriman TR, Farella M. Hypodontia: uma atualização sobre a sua etiologia, classificação e gestão clínica. BioMed Research International. 2017 Mar 19;2017.

24. Choi SJ, Lee JW, Song JH. Padrões de anomalias dentárias associadas à agenesia dentária. Ata Odontol Scand. 2017 Apr;75(3):161-165.

25. Khan MI, Ahmed N, Neela PK, Unnisa N. A genética humana das anomalias dentárias. Glob qMed Genet. 2022 Feb 25;9(2):76-81.

26. Chhabra N, Goswami M, Chhabra A. Genetic basis of dental agenesis - molecular genetics patterning clinical dentistry. Med Oral Patol Oral Cir Bucal. 2014 Mar 1;19(2):e112-9.

27. Azzaldeen A, Watted N, Mai A, Borbély P, Abu-Hussein M. Agenesia dentária; factores etiológicos. Jornal de Ciências Médicas e Dentárias. 2017;16(1):75-85.

28. Eliacik BK, Atas C, Polat GG. Prevalência e padrões de agenesia dentária em pacientes com idades compreendidas entre os 12 e os 22 anos: Um estudo retrospetivo. Korean J Orthod. 2021 Sep 25;51(5):355-362.

29. Shahid, M. Padrão de agenesia dentária em pacientes ortodônticos que visitam o Instituto de Odontologia das Forças Armadas, Rawalpindi, Paquistão. Pakistan Oral & Dental Journal, 2013 33(1), 84-87.

30. D, Kaźmierczak J, Torlińska-Walkowiak N. Agenesia dentária: genes e doenças sindrómicas - revisão da literatura. Jornal de Pesquisa Pré-Clínica e Clínica. 2022 Oct 1;16(4).

31.   Schonberger S, Kadry R, Shapira Y, Finkelstein T. Permanent Tooth Agenesis and Associated Dental Anomalies among Orthodontically Treated Children. Children (Basel). 2023 Mar 21;10(3):596.

32.   Meade MJ, Dreyer CW. Agenesia dentária: Uma visão geral do diagnóstico, etiologia e gestão. Jpn Dent Sci Rev. 2023 Dez;59:209-218. Laganà G, Lombardi CC, Franchi L, Cozza P. Agenesia dentária: características dento-esqueléticas em indivíduos com necessidade de tratamento ortodôntico. Eur J Paediatr Dent. 2011 Mar;12(1):17-20.

33.   Polder BJ, Van't Hof MA, Van der Linden FP, Kuijpers-Jagtman AM. Uma meta-análise da prevalência de agenesia dentária de dentes permanentes. Community Dent Oral Epidemiol. 2004 Jun;32(3):217-26.

34.   Antonarakis GS, Suri S. Prevalência e padrões de agenesia de dentes permanentes em pacientes com sequência de Pierre Robin não sindrómica. American Journal of Orthodontics and Dentofacial Orthopedics (Jornal Americano de Ortodontia e Ortopedia Facial). 2014 Apr 1;145(4):452-60.

35.   Gracco ALT, Zanatta S, Forin Valvecchi F, Bignotti D, Perri A, Baciliero F. Prevalência de agenesia dentária numa amostra de pacientes ortodônticos italianos: um estudo epidemiológico. Prog Orthod. 2017 Oct 16;18(1):33. Antunes LAA, Freire JS, Da Silva GIM, Rodrigues AS, Antunes LDS. Avaliação da qualidade de vida relacionada à saúde bucal em adolescentes, adultos jovens e adultos com agenesia dentária: Um estudo comparativo. Spec Care Dentist. 2019 Nov;39(6):587-592.

36.   Aren G, Guven Y, Guney Tolgay C, Ozcan I, Bayar OF, Kose TE, Koyuncuoglu G, Ak G. The prevalence of dental anomalies in a turkish population. J Istanb Univ Fac Dent. 2015 Oct 21;49(3):23-28.

37.   Hlouskova A, Bielik P, Bonczek O, Balcar VJ, Šerý O. Mutações no gene AXIN2 como fator de risco para agenesia dentária e cancro: Uma revisão. Neuro Endocrinol Lett. 2017 Jul; 38 (3): 131-137.

38.	Kantaputra P, Sripathomsawat W. WNT10A e hipodontia isolada. Am J Med Genet A. 2011 maio;155A(5):1119-22.

39.	Fekonja A. Hypodontia em crianças tratadas ortodonticamente. Eur J Orthod. 2005 Oct;27(5):457-60.

40.	Brook AH, Elcock C, Aggarwal M, Lath DL, Russell JM, Patel PI, Smith RN. Dimensões dos dentes em hipodontia com uma mutação PAX9 conhecida. Arch Oral Biol. 2009 Dez;54 Suppl 1:S57-62.

41.	Ayub M, ur-Rehman F, Yasinzai M, Ahmad W. Uma nova mutação missense no gene da ectodisplasina-A (EDA) está na base da hipodontia não sindrómica recessiva ligada ao X. Int J Dermatol. 2010 Dec;49(12):1399-402.

42.	Lidral AC, Reising BC. O papel da MSX1 na agenesia dentária humana. J Dent Res. 2002 Apr;81(4):274-8.

43.	Vieira AR, Meira R, Modesto A, Murray JC. MSX1, PAX9, e TGFA contribuem para a agenesia dentária em humanos. J Dent Res. 2004 Sep;83(9):723-7.

44.	Mitsiadis TA, Luder HU. Genetic basis for tooth malformations: from mice to men and back again. Clin Genet. 2011 Oct;80(4):319-29.

45.	Lammi L, Arte S, Somer M, Jarvinen H, Lahermo P, Thesleff I, Pirinen S, Nieminen P. Mutações na AXIN2 causam agenesia dentária familiar e predispõem ao cancro colorrectal. Am J Hum Genet. 2004 May;74(5):1043-50.

46.	de la Garza G, Schleiffarth JR, Dunnwald M, Mankad A, Weirather JL, Bonde G, Butcher S, Mansour TA, Kousa YA, Fukazawa CF, Houston DW, Manak JR, Schutte BC, Wagner DS, Cornell RA. Interferon regulatory fator 6 promotes differentiation of the periderm by activating expression of Grainyhead-like 3. J Invest Dermatol. 2013 Jan;133(1):68-77.

47.	Braue J, Murugesan V, Holland S, Patel N, Naik E, Leiding J, Yacoub AT, Prieto-Granada CN, Greene JN. Deficiência do modulador essencial do NF-κB que conduz a micobactérias atípicas cutâneas disseminadas. Mediterr J Hematol Infect Dis. 2015 Jan 1;7(1):e2015010.

48.   Bergholz J, Xiao ZX. Role of p63 in Development, Tumorigenesis and Cancer Progression. Cancer Microenviron. 2012 Dec;5(3):311-22.

49.   Liu W, Selever J, Lu MF, Martin JF. Genetic dissection of Pitx2 in craniofacial development uncovers new functions in branchial arch morphogenesis, late aspects of tooth morphogenesis and cell migration. Development. 2003 Dec;130(25):6375-85.

50.   Hosoya A, Shalehin N, Takebe H, Shimo T, Irie K. Sonic Hedgehog Signaling and Tooth Development (Sinalização de Sonic Hedgehog e Desenvolvimento de Dentes). Int J Mol Sci. 2020 Feb 26;21(5):1587.

51.   **Williams MA, Letra A. The Changing Landscape in the Genetic Etiology of Human Tooth Agenesis (A paisagem em mudança na etiologia genética da agenesia dentária humana). Genes (Basileia). 2018 May 16;9(5):255.**

52.   **Ye X, Attaie AB. Bases genéticas da agenesia dentária não sindrómica e sindrómica. J Pediatr Genet. 2016 Dec;5(4):198-208.**

53.   Deshmukh S, Prashanth S. Displasia ectodérmica: uma revisão genética. Int J Clin Pediatr Dent. 2012 Sep;5(3):197-202.

54.   Franco B, Thauvin-Robinet C. Atualização sobre as síndromes orais-faciais-digitais (OFDS). Cilia. 2016 May 2;5:12.

55.   Lidral AC, Moreno LM, Bullard SA. Factores Genéticos e Fendas Orofaciais. Semin Orthod. 2008 Jun;14(2):103-114.

56.   Gangopadhyay N, Mendonça DA, Woo AS. Sequência de Pierre robin. Semin Plast Surg. 2012 maio;26(2):76-82.

57.   Kondo S, Schutte BC, Richardson RJ, Bjork BC, Knight AS, Watanabe Y, Howard E, de Lima RL, Daack-Hirsch S, Sander A, McDonald-McGinn DM, Zackai EH, Lammer EJ, Aylsworth AS, Ardinger HH, Lidral AC, Pober BR, Moreno L, Arcos-Burgos M, Valencia C, Houdayer C, Bahuau M, Moretti-Ferreira D, Richieri-Costa A, Dixon MJ, Murray JC. Mutações no IRF6 causam as síndromes de Van der Woude e do pterígio poplíteo. Nat Genet. 2002 Oct;32(2):285-9.

58.	Shi Q, Dai R, Wang R, Jing J, Yu X, Liu R, Liu Y. Uma nova mutação do FGFR2 (S137W) que resulta na síndrome de Apert: Um relato de caso. Medicina (Baltimore). 2020 Sep 25;99(39):e22340.

59.	Monawwer SA, Ali S, Naeem R, Ali SH, Rabbani A, Khan M, Qazi SS, Shah SMI, Farooqui SK. Síndrome de Moebius: Uma revisão actualizada da literatura. Child Neurol Open. 2023 Oct 18;10:2329048X231205405.

60.	Antonarakis SE, Skotko BG, Rafii MS, Strydom A, Pape SE, Bianchi DW, Sherman SL, Reeves RH. Síndrome de Down. Nat Rev Dis Primers. 2020 Feb 6;6(1):9.

61.	Kamal R, Dahiya P, Kaur S, Bhardwaj R, Chaudhary K. Síndrome de Ellis-van Creveld: Uma entidade clínica rara. J Oral Maxillofac Pathol. 2013 Jan;17(1):132-5.

62.	Najmuddin M, Saheb SAK, Alharbi AN, Alsobil FM, Jhugroo C, Khan AA, Divakar DD, Naik S, Khanagar SB. Mutação autossómica dominante do gene MSX1 que causa a síndrome dos dentes e unhas. Pan Afr Med J. 2020 Jul 29;36:229.

63.	Kamal NM, Althobiti JM, Alsaedi A, Bakkar A, Alkaabi T. Síndrome de Sotos: Relato de um 1º caso geneticamente comprovado da Arábia Saudita com uma nova mutação no gene NSD1. Medicina (Baltimore). 2018 Nov;97(47):e12867.

64.	Mills A, Bearce E, Cella R, Kim SW, Selig M, Lee S, Lowery LA. Os genes associados à síndrome de Wolf-Hirschhorn são enriquecidos em células da crista neural móvel e afetam o desenvolvimento craniofacial em *Xenopus laevis*. Front Physiol. 2019 Abr 12;10:431.

65.	Chhabra N, Goswami M, Chhabra A. Genetic basis of dental agenesis - molecular genetics patterning clinical dentistry. Med Oral Patol Oral Cir Bucal. 2014 Mar 1;19(2):e112-9.

66.	Phan M, Conte F, Khandelwal KD, Ockeloen CW, Bartzela T, Kleefstra T, van Bokhoven H, Rubini M, Zhou H, Carels CE. Tooth agenesis and orofacial clefting: genetic brothers in arms? Hum Genet. 2016;135:1299-327

67. Duverger O, Morasso MI. Role of homeobox genes in the patterning, specification, and differentiation of ectodermal appendages in mammals. J Cell Physiol. 2008 Aug;216(2):337-46.

68. Bonczek O, Balcar VJ, Šerý O. Mutações no gene PAX9 e agenesia dentária: Uma revisão. Clin Genet. 2017 Nov;92(5):467-476.

69. Mostowska A, Biedziak B, Jagodzinski PP. Os polimorfismos da proteína de inibição do eixo 2 (AXIN2) podem ser um fator de risco para a agenesia dentária selectiva. J Hum Genet. 2006;51(3):262-266.

71. Li P, Liu W, Xu Q, Wang C. Significado clínico e papel biológico de Wnt10a no cancro do ovário. Oncol Lett. 2017 Dez; 14 (6): 6611-6617.

72. Yang R, Mei Y, Jiang Y, Li H, Zhao R, Sima J, Yao Y. Sinalização da Ectodisplasina A (EDA): Do apêndice da pele a várias doenças. Int J Mol Sci. 2022 agosto 10;23(16):8911.

73. Sella Tunis T, Sarne O, Hershkovitz I, Finkelstein T, Pavlidi AM, Shapira Y, Davidovitch M, Shpack N. Características das anomalias dentárias. Diagnóstico (Basileia). 2021 Jun 25;11(7):1161.

74. Becker A, Zilberman Y, Tsur B. Comprimento da raiz dos incisivos laterais adjacentes a cúspides maxilares deslocadas palatalmente. Angle Orthod. 1984 Jul;54(3):218-25.

75. Ritwik P, Patterson KK. Diagnóstico de Agenesia Dentária na Infância e Risco de Neoplasias na Idade Adulta. Ochsner J. 2018 Winter;18(4):345-350.

76. Mühlebner A, Bongaarts A, Sarnat HB, Scholl T, Aronica E. New insights into a spectrum of developmental malformations related to mTOR dysregulations: challenges and perspectives. J Anat. 2019 Sep;235(3):521-542.

77. Bonds J, Pollan-White S, Xiang L, Mues G, D'Souza R. Existe uma ligação entre o cancro do ovário e a agenesia dentária? Eur J Med Genet. 2014 Apr;57(5):235-9.

78. Rauch T, Li H, Wu X, Pfeifer GP. A análise de microarray assistida por MIRA, uma nova tecnologia para a determinação de padrões de metilação do ADN,

identifica a metilação frequente de genes contendo homeodomínios em células de cancro do pulmão. Cancer Res. 2006 Aug 15;66(16):7939-47.

79.   Punj A, Yih J, Rogoff GS. Gestão interdisciplinar da agenesia dentária não sindrómica na era digital. J Am Dent Assoc. 2021 Abr;152(4):318-328.

80.   Hitij T, Štamfelj I. O papel do exame clínico na deteção de molares superiores permanentes com duas raízes palatinas. Folia Morphol (Warsz). 2020;79(1):127-133.

81.   Dumas M, Mariano-Pereira P, Bugaighis I, Fernandes-Retto P, Proença L. Critérios para o diagnóstico precoce da agenesia dos terceiros molares: um estudo radiográfico retrospetivo. Dental Press J Orthod. 2023 Jul 17;28(3):e2321322.

82.   Punj A, Yih J, Rogoff GS. Gestão interdisciplinar da agenesia dentária não sindrómica na era digital. J Am Dent Assoc. 2021 Abr;152(4):318-328.

83.   Vittoba Setty J, Srinivasan I. Knowledge and Awareness of Primary Teeth and Their Importance among Parents in Bengaluru City, India (Conhecimento e consciencialização dos dentes decíduos e da sua importância entre os pais na cidade de Bengaluru, Índia). Int J Clin Pediatr Dent. 2016 Jan-Mar;9(1):56-61.

84.   Samuel SS, Selvaraj DSS, Ebenezer J, Rebekah G, Koshy S. Natureza e padrão das extracções de dentes primários num hospital de cuidados terciários no Sul da Índia. Indian J Dent Res. 2018 Mar-Abr;29(2):186-189.

85.   Medio M, de la Dure Molla M. Tratamento de molares decíduos infra-ocluídos em pacientes com agenesia dentária. International orthodontics. 2014 Sep 1;12(3):291-302.

86.   Al-Ani AH, Antoun JS, Stacknik S, Farella M. Gestão de segundos pré-molares mandibulares em falta: uma revisão. Aust Orthod J. 2017 Feb;Spec No:87-98.

87.   Mamopoulou A, Hägg U, Schröder U, Hansen K. Agenesia dos segundos pré-molares inferiores. Fechamento espontâneo do espaço após terapia de extração: um acompanhamento de 4 anos. Eur J Orthod. 1996 Dec;18(6):589-600.

88.   Tavares CAE. Agenesia do segundo pré-molar inferior em paciente com protrusão bimaxilar dentária. Dental Press J Orthod. 2017 Mar-Abr;22(2):106-117.

89.   Ribeiro GL, Jacob HB. Entendendo as bases do fechamento de espaços em Ortodontia para um tratamento ortodôntico mais eficiente. Dental Press J Orthod. 2016 Mar-Abr;21(2):115-25.

90.   Medio M, Popelut A, Molla MD. Tratamento da agenesia do segundo pré-molar inferior. Jornal de Anomalias Dentofaciais e Ortodontia. 2015;18(1):105.

91.   Schroeder DK, Schroeder MA, Vasconcelos V. Agenesia dos incisivos laterais superiores: diagnóstico e opções de tratamento. Dental Press J Orthod. 2022 Jun 6;27(1):e22spe1.

92.   Silveira GS, Mucha JN. Agenesia dos Incisivos Laterais Maxilares: O tratamento envolve muito mais do que apenas a orientação do canino. Open Dent J. 2016 Feb 29;10:19-27.

93.   Abdulgani A, Kontoes N, Chlorokostas G, Abu-Hussein M. Gestão interdisciplinar da agenesia dos incisivos laterais superiores com próteses de mini-implantes: relato de um caso. IOSR-JDMS. 2015;14(12):36-42.

94.   Kotecha S, Turner PJ, Dietrich T, Dhopatkar A. O impacto da agenesia dentária na qualidade de vida relacionada com a saúde oral em crianças. J Orthod. 2013 Jun;40(2):122-9.

95.   Locker D, Jokovic A, Prakash P, Tompson B. Qualidade de vida relacionada com a saúde oral de crianças com oligodontia. Int J Paediatr Dent. 2010 Jan;20(1):8-14.

96.   Cheng HC, Cheng PC. Factores que afectam a estética do sorriso em adultos com diferentes tipos de má oclusão anterior. Korean J Orthod. 2017 Jan;47(1):31-38.

97.   Fabi S, Alexiades M, Chatrath V, Colucci L, Sherber N, Heydenrych I, Jagdeo J, Dayan S, Swift A, Chantrey J, Stevens WG, Sangha S. Facial Aesthetic

Priorities and Concerns: A Physician and Patient Perception Global Survey. Aesthet Surg J. 2022 Mar 15;42(4):NP218-NP229.

98.   Halonen H , Nissinen J, Lehtiniemi H, Salo T, Riipinen P, Miettunen J. The Association Between Dental Anxiety And Psychiatric Disorders And Symptoms: Uma Revisão Sistemática. Clin Pract Epidemiol Ment Health. 2018 Aug 31;14:207-222.

99.   Jonas E, Mühlberger C. Editorial: Social Cognition, Motivation, and Interaction: How Do People Respond to Threats in Social Interactions? Front Psychol. 2017 Sep 27;8:1577.

100.   Bhatnagar DM. Saúde oral: A Gateway to Overall Health. Contemp Clin Dent. 2021 Jul-Set;12(3):211-212.

101.   Ravi V, Murashima-Suginami A, Kiso H, Tokita Y, Huang CL, Bessho K, Takagi J, Sugai M, Tabata Y, Takahashi K. Advances in tooth agenesis and tooth regeneration. Regen Ther. 2023 Feb 3;22:160-168.

102.   Madrid M, Sumen C, Aivio S, Saklayen N. Autologous Induced Pluripotent Stem Cell-Based Cell Therapies: Promise, Progress, and Challenges (Promessas, progressos e desafios). Curr Protoc. 2021 Mar;1(3):e88.

103.   Pina S, Ribeiro VP, Marques CF, Maia FR, Silva TH, Reis RL, Oliveira JM. Scaffolding Strategies for Tissue Engineering and Regenerative Medicine Applications (Estratégias de andaimes para aplicações em engenharia de tecidos e medicina regenerativa). Materials (Basel). 2019 Jun 5;12(11):1824.

104.   Liang Y, Luan X, Liu X. Avanços recentes na regeneração periodontal: Uma perspetiva de biomateriais. Bioact Mater. 2020 Feb 28;5(2):297-308.

105.   Asmamaw M, Zawdie B. Mechanism and Applications of CRISPR/Cas-9-Mediated Genome Editing (Mecanismo e aplicações da edição do genoma mediada por CRISPR/Cas-9). Biologics. 2021 Aug 21;15:353-361.

106.   Dimri M, Satyanarayana A. Molecular Signaling Pathways and Therapeutic Targets in Hepatocellular Carcinoma (Vias de Sinalização Molecular e Alvos

Terapêuticos no Carcinoma Hepatocelular). Cancros (Basileia). 2020 Feb 20;12(2):491.

107. Ravi V, Murashima-Suginami A, Kiso H, Tokita Y, Huang CL, Bessho K, Takagi J, Sugai M, Tabata Y, Takahashi K. Advances in tooth agenesis and tooth regeneration. Regen Ther. 2023 Feb 3;22:160-168.

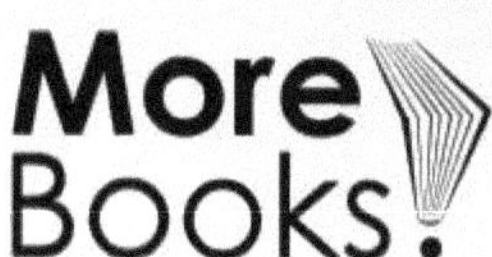

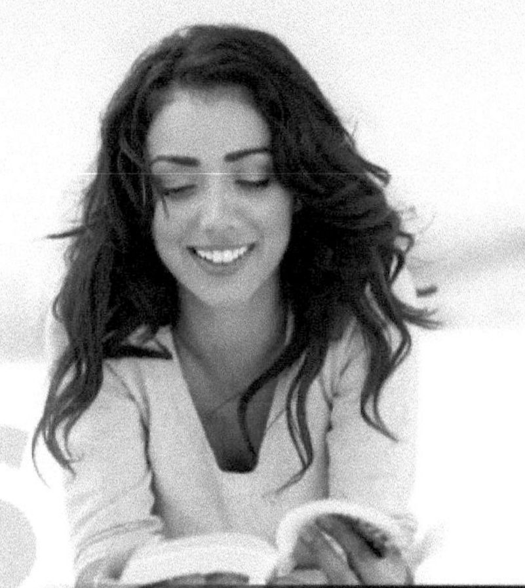

yes
I want morebooks!

Buy your books fast and straightforward online - at one of world's fastest growing online book stores! Environmentally sound due to Print-on-Demand technologies.

Buy your books online at
www.morebooks.shop

Compre os seus livros mais rápido e diretamente na internet, em uma das livrarias on-line com o maior crescimento no mundo! Produção que protege o meio ambiente através das tecnologias de impressão sob demanda.

Compre os seus livros on-line em
www.morebooks.shop

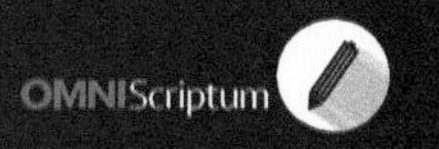